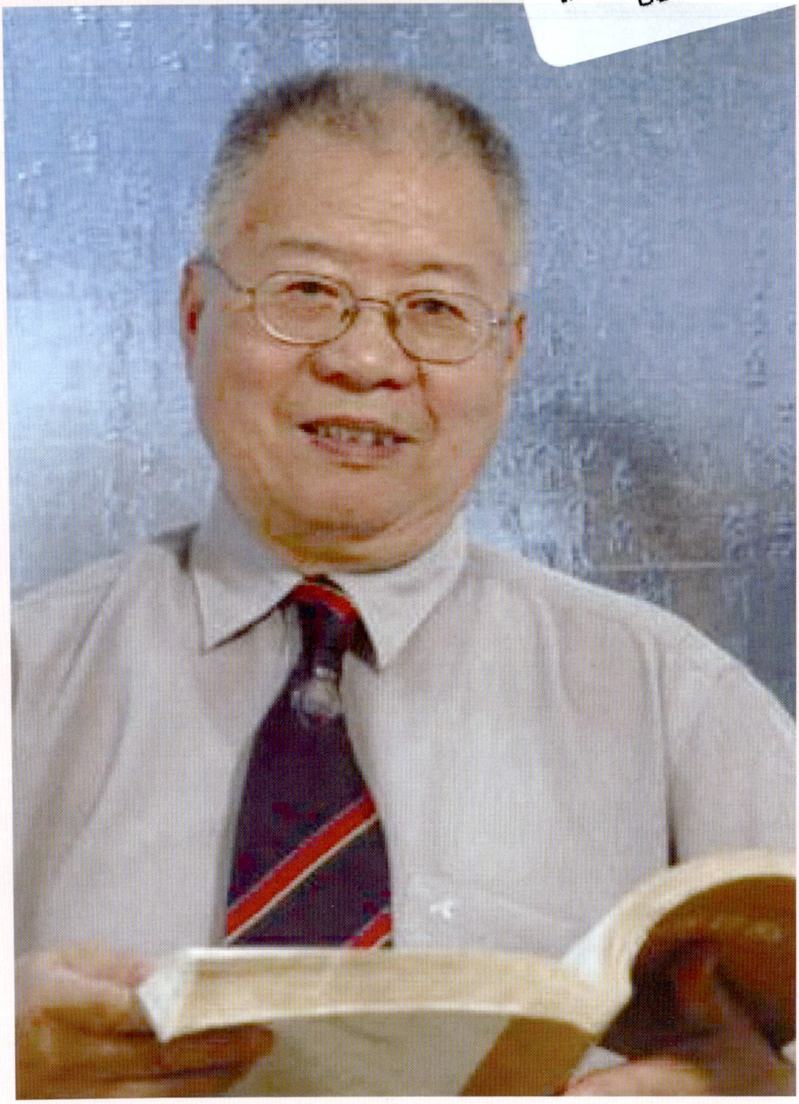

李果烈教授

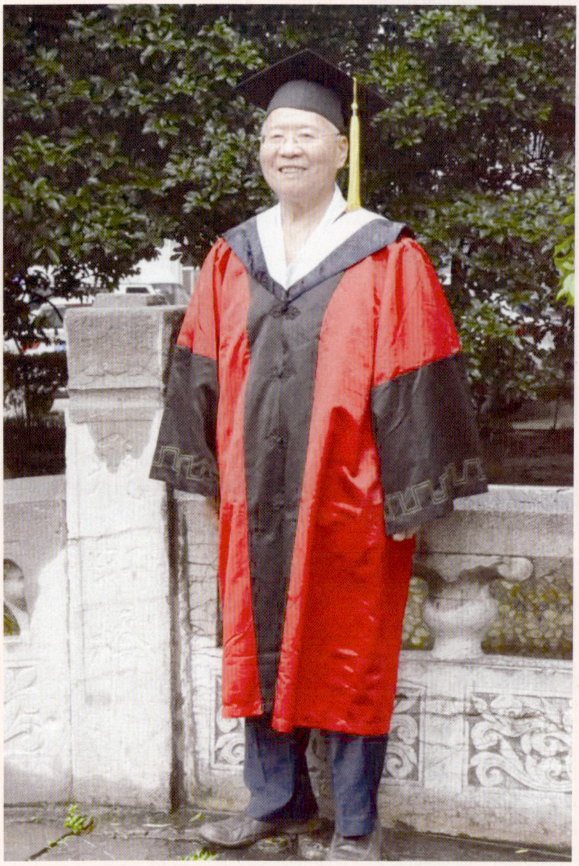

终生学习

注重总结

教学相长

永不放弃

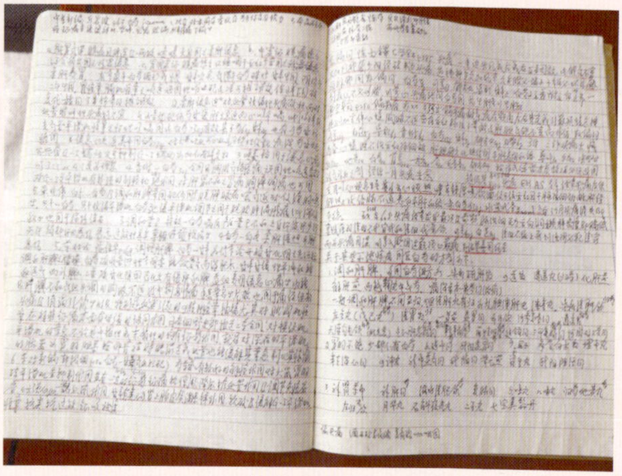

李老的工作笔记

七十周年　从医简历

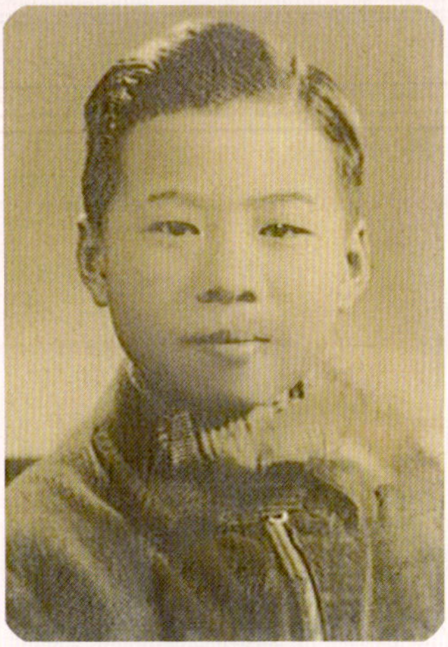

童年留影

- 1931 年 12 月 31 日出生，童年在抗日战争中度过。

- 1949 年考入南京大学(原中央大学)文学院，一年后转入南大医学院，投身医疗事业。1952 年南大医学院并入浙江医学院，以“协和模式”培养学生。

- 1955 年大学毕业后分配至辽宁省本溪市中心医院工作。

- 1959 年至 1961 年，在辽宁中医学院学习中医，“西学中”毕业后至辽宁省本溪市中医院工作。

- 1965 年调至南京市中医院内科工作，历任内科副主任、内科主任医师、南京中医药大学教授。

- 1973 年参加全国第一次冠心病会议。

- 1975 年南京市中医院组成冠心病救治小组，门诊接诊冠心病病人。时任院长傅宗翰任指导，李老任组长。

- 1977 年完成论文《中西医结合治疗中风 100 例分析》，获得南京市卫生局三等奖。
- 20 世纪 80 年代，因考虑到中风病实质上是脑血管堵塞或破裂的疾病，治疗求本，必须从脑血管循环障碍治疗。当时尚无心脑血管的导管支架等治疗，李老创用颈动脉注射活血化瘀药物（丹参注射液、川芎注射液等）治疗中风，取得一定效果，成果发表在上海中医杂志上（1987 年 10 月）。
- 先后发表文章 30 余篇，多次在南京医学会、江苏医学会演讲。
- 1993 年获国务院政府津贴。
- 1995 年获“江苏省中西医结合专家”称号。
- 1997 年起担任南京市第二批、第三批师承工作导师。
- 2001 年退休，离开病房后开始在内科专家门诊工作。
- 2004 年南京市中医院成立金陵名医馆，李果烈教授在名医馆门诊至今，从事内科疑难病的中医和中西医结合诊疗工作。
- 2009 年担任第二批江苏省师承工作导师。
- 2010 年担任江苏省优才项目指导老师。
- 2012 年起担任第五批全国师承导师。
- 2016 年，“李果烈教授名中医工作室（省级）”获批，任指导老师。
- 2022 年，“李果烈教授名中医工作室（国家级）”获批，任指导老师。

简朴岁月　为医为师

李果烈教授1965年从东北调回南京市中医院，从事内科工作。1979年南京市中医院干部病房成立后，李老被安排在老年科暨干部病房，从事临床医疗工作，逐步成为副主任医师、主任医师，后被任命为科室主任，统筹管理科室事务。

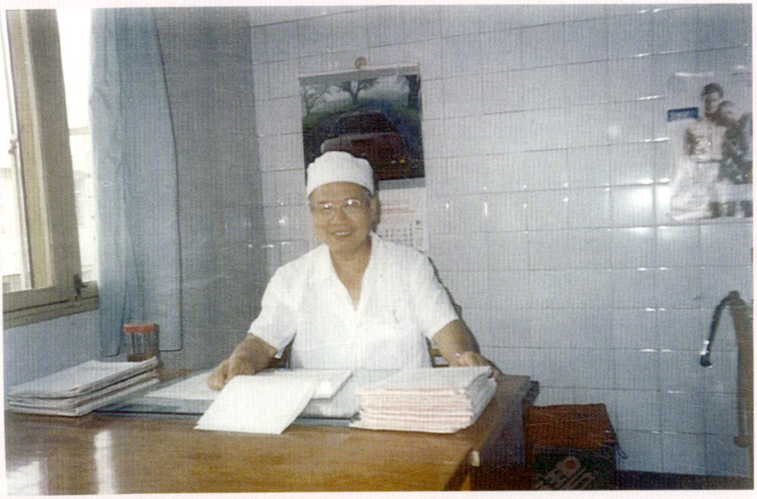

李老在旧院区干部病房的办公室内。当时的办公室面积狭小，大约只有5～6 cm^2，设施简陋，除了用来放置文件的桌椅之外，无其他多余的陈设。虽然条件艰苦，李老却并不感到沮丧，一心投入医疗卫生服务工作之中。时至今日回忆起来，李老仍觉得那时能拥有一个房间办公，是一件多么不容易且值得珍惜的事情，由此可见李老朴实无华之心。

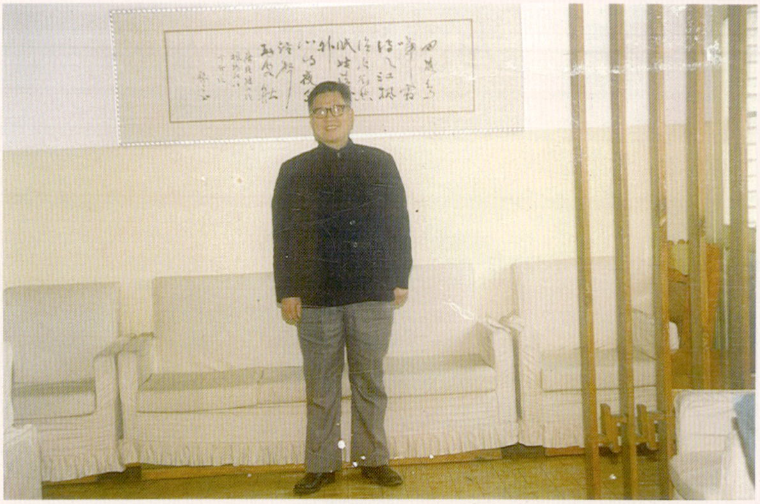

拍摄于老年科暨干部病房的电视观看室，不比如今南京市中医院新院区每间病房里都安装有独立电视，当时的病区总共只有一台电视，该电视观看室主要让住院患者得到放松。

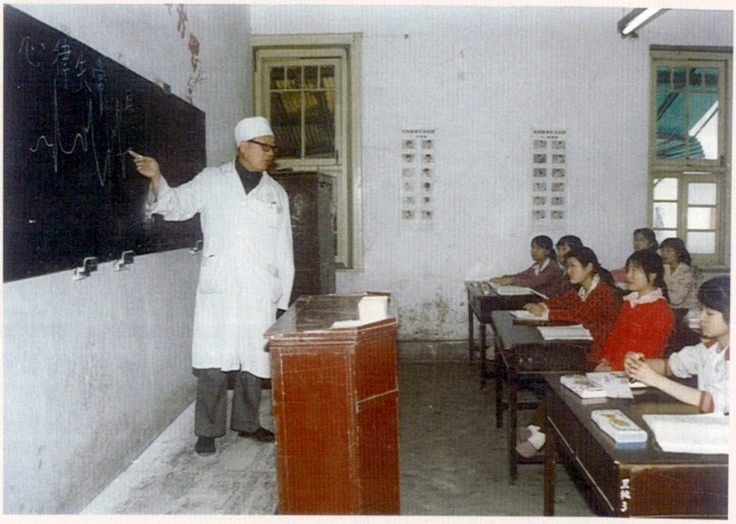

1986—1989 年，当时由于我院护士西医专业知识较为缺乏，为引进更多优质护理人才，特在南京市中医院成立护士学习班，并请李果烈教授为学习班的护士们讲授中西医基础知识。这个护理班上的多名护士后成为我院的中干力量。

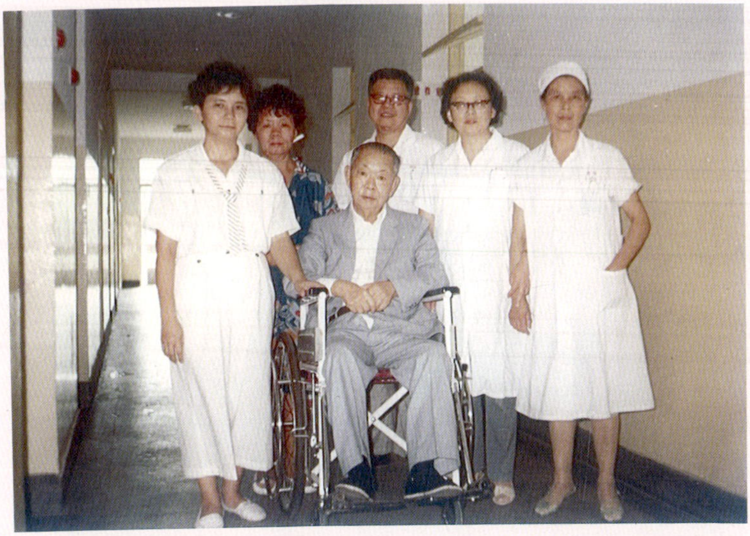

上世纪七八十年代期间，李老于干部病房收治了一名印度尼西亚华侨，该华侨为当时病区收治较早的外宾患者，是一名肾功能不全的患者。当时肾透析疗法尚未全面投入临床使用，为寻求治疗，这名华侨至我院寻求中医药治疗，经治疗后症状好转，病情稳定。为感谢李老等医护人员，特用其相机合影留念，而当时我院尚无相机。（照片中坐轮椅的为患者，李果烈教授位于其身后）

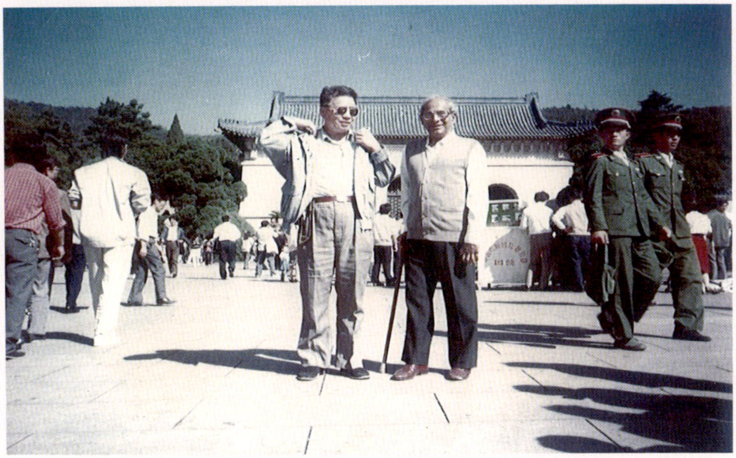

上世纪七八十年代期间，李老于干部病房收治了一名在挪威工作的印度籍患者，该患者中风后遗留下一侧肢体活动欠利的症状，听闻我国针灸疗法后，特地不远千里独身一人前来求治。在治疗期间，考虑到患者地处异国他乡，并且不会说中文，李老特陪其在南京游玩放松心情，并于中山陵拍下该照片，可见李老不仅在医疗上对患者尽心尽力，在人文上也竭尽所能给予其关怀。

桃李满园　薪火相传

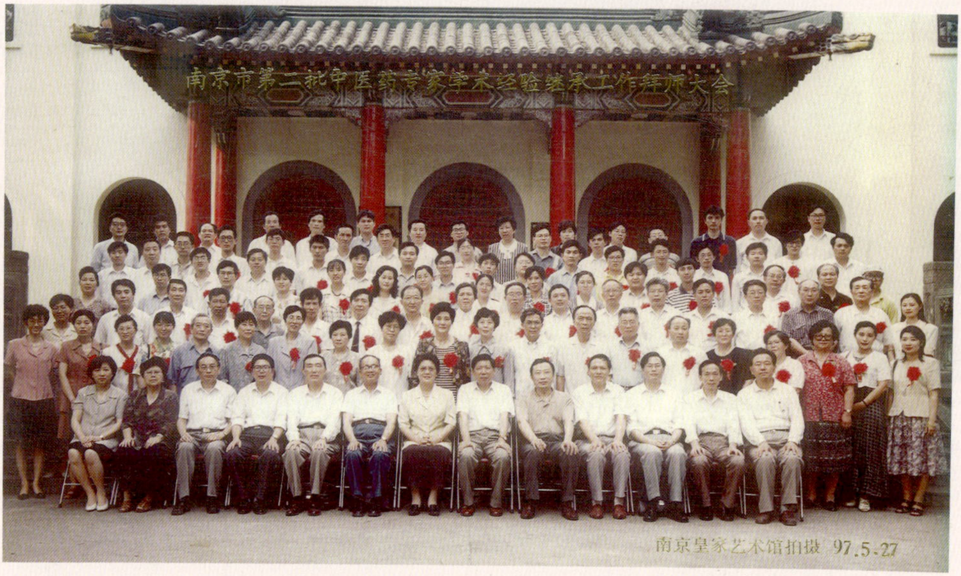

1997 年 5 月 27 日，南京市第二批中医药专家学术经验继承工作拜师大会

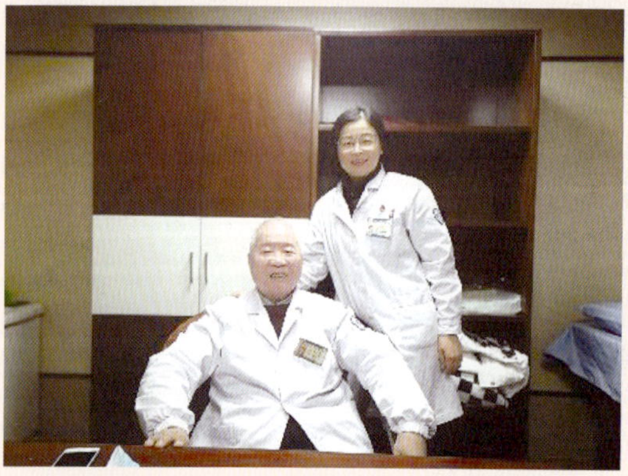

冉颖卓主任为李老第一批师承学生
（冉颖卓现任我院内分泌科主任）

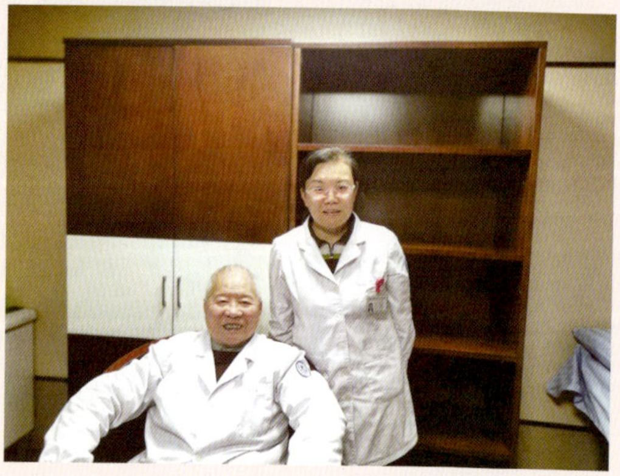

汪静主任为李老第二批师承学生
（汪静现任我院医务处主任）

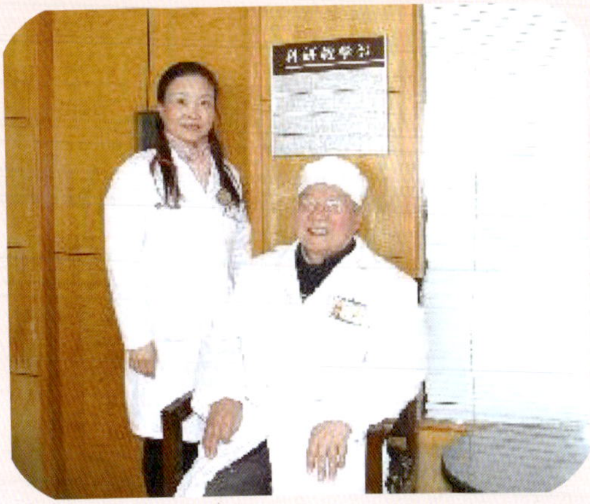

李老与师承学生黄燕
（黄燕现任我院心血管科副主任）

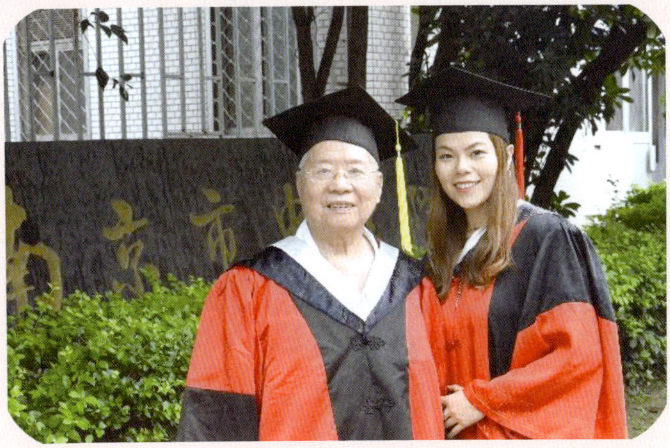

李老与师承学生陆艳

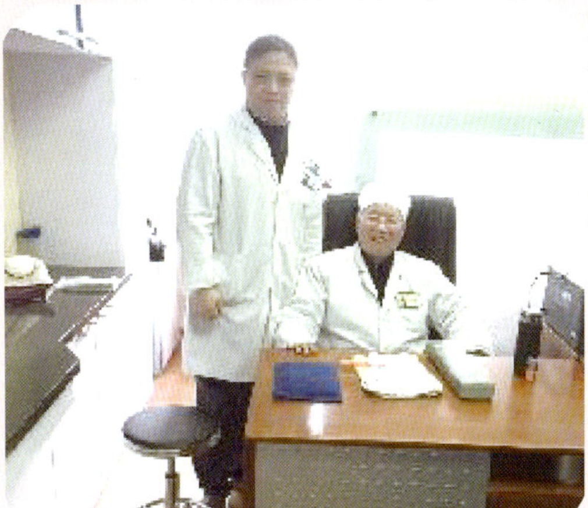

李老与师承学生宋耀鸿
（宋耀鸿现任我院心血管科副主任）

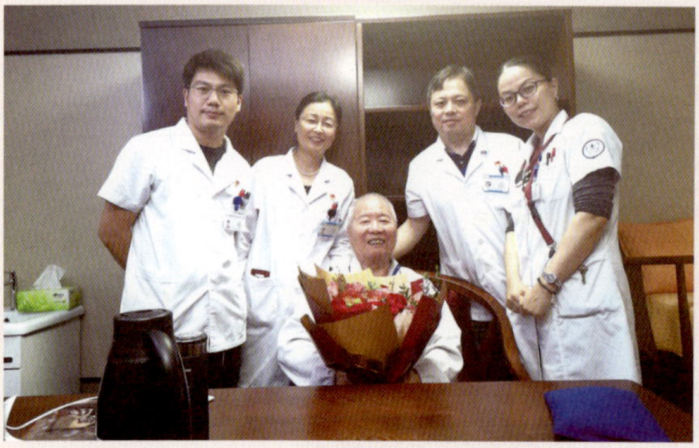

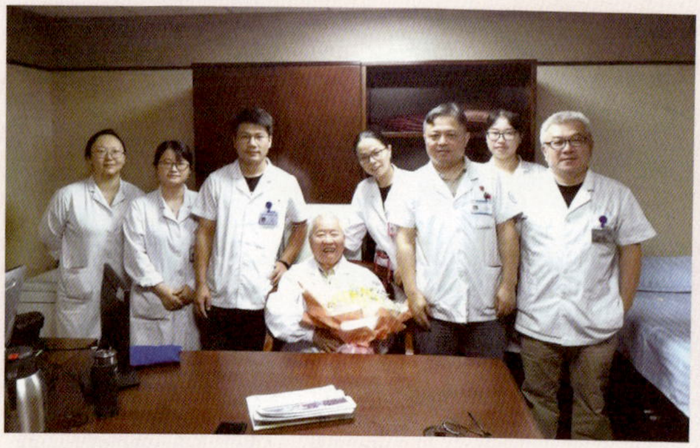

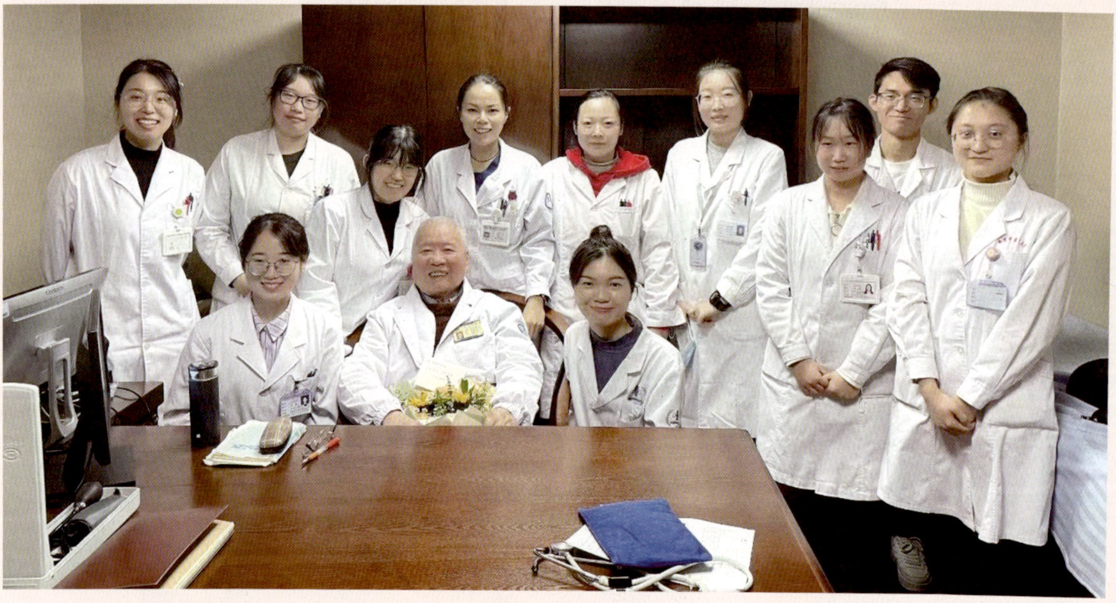

李老与师承学员欢聚一堂

中西结合　学术研修

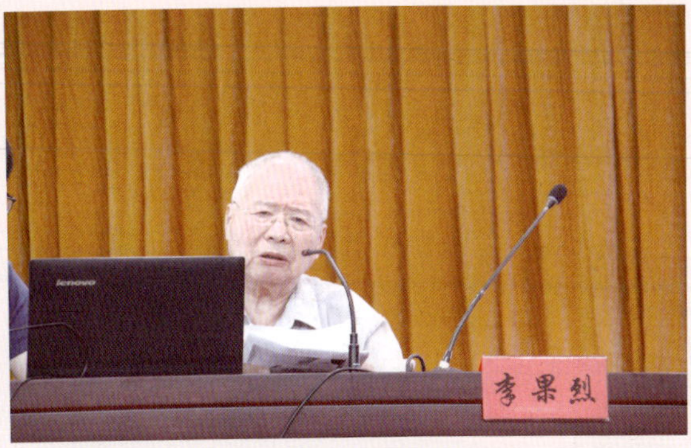

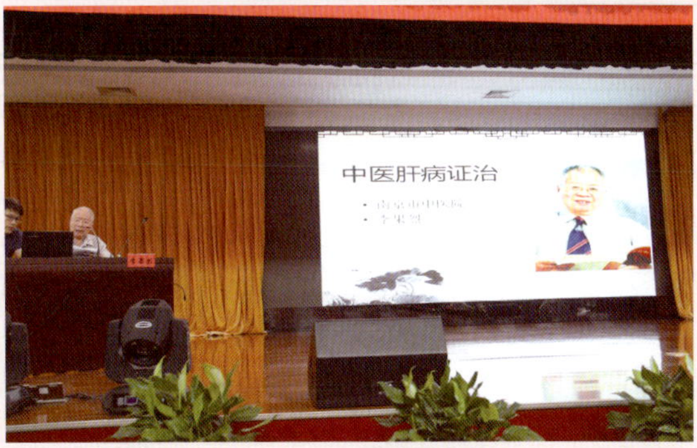

2017 年 9 月在泰州市举办中西医结合诊治脑病暨李果烈教授学术思想研修班

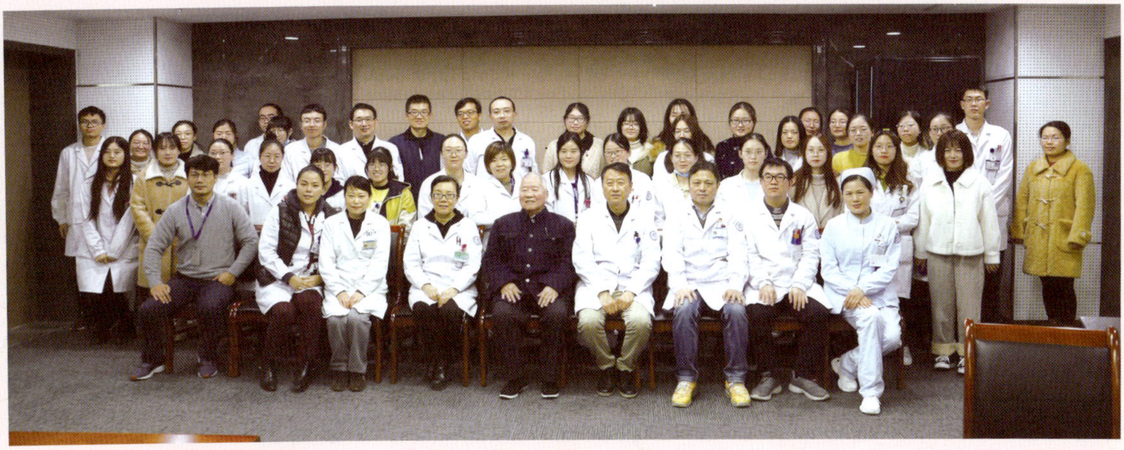

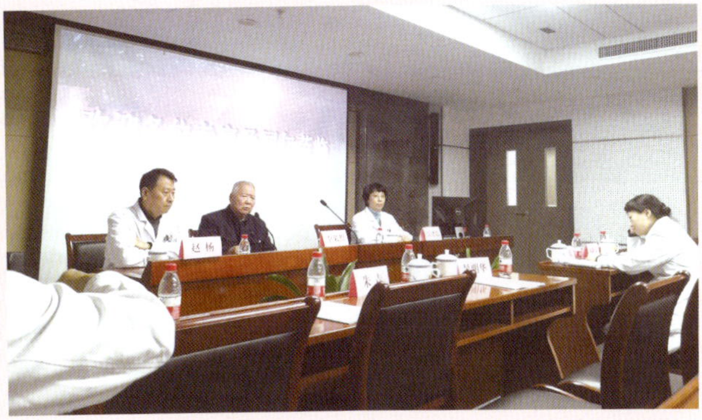

2019 年 12 月南京市中医院举办脑病科疑难疾病诊治暨名老中医学术思想研修班

工作室日常掠影

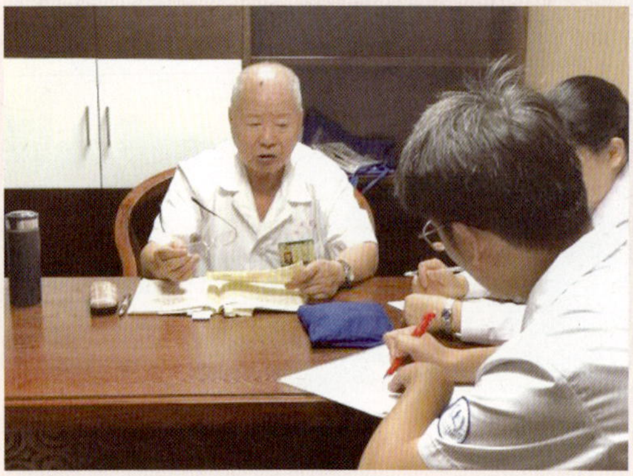

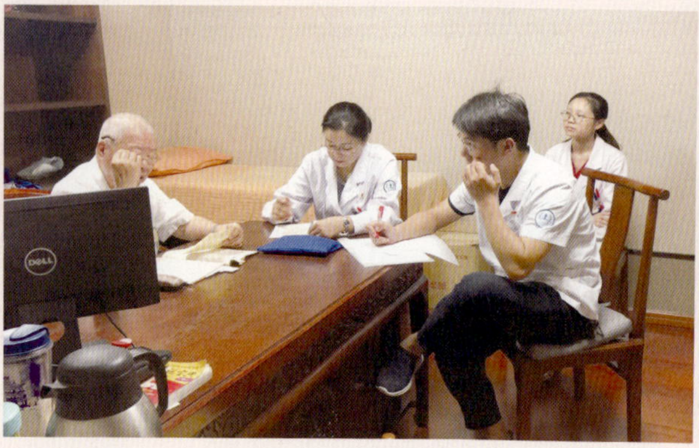

学生临床跟师抄方

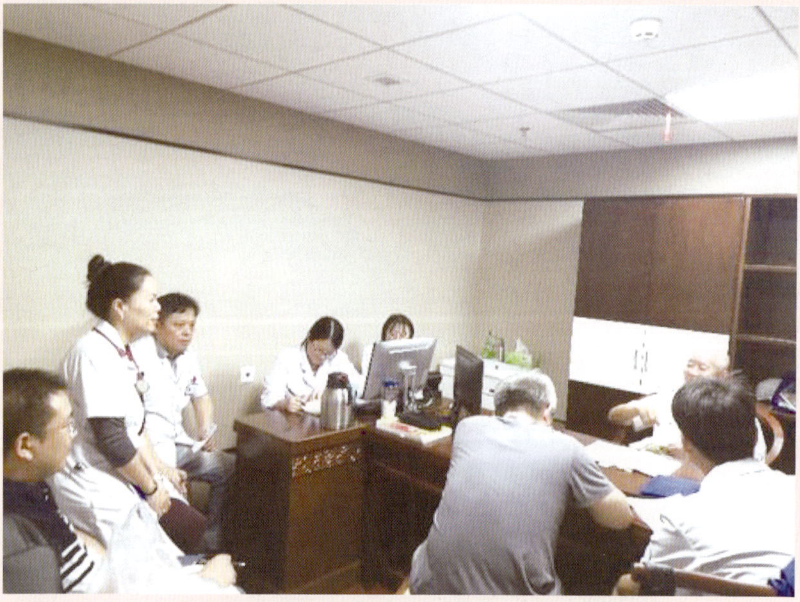

李老倾情面授讲学

李果烈教授
学术思想与临证经验集

陆　艳·主编

参加编写人员

冉颖卓　汪　静　黄　燕　胡　钢
宋耀鸿　徐成成　唐莉莉　梁　艳
王　省　丁玲丽　黄小燕　李丹梅

东南大学出版社
·南　京·

图书在版编目(CIP)数据

李果烈教授学术思想与临证经验集 / 陆艳主编. —南京：东南大学出版社，2022.10

ISBN 978-7-5766-0253-1

Ⅰ.①李… Ⅱ.①陆… Ⅲ.①中医临床-经验-中国-现代 Ⅳ.①R249.7

中国版本图书馆 CIP 数据核字(2022)第 185527 号

李果烈教授学术思想与临证经验集

Li Guolie Jiaoshou Xueshu Sixiang Yu Linzheng Jingyanji

主　　编 陆　艳
责任编辑 褚　蔚
责任校对 子雪莲　**封面设计** 王　玥　**责任印制** 周荣虎
出版发行 东南大学出版社
社　　址 南京市四牌楼 2 号　邮编:210096　电话:025-83793330
经　　销 全国各地新华书店
印　　刷 苏州市古得堡数码印刷有限公司
开　　本 700mm×1000mm　1/16
印　　张 10.5
字　　数 177 千字
版　　次 2022 年 10 月第 1 版
印　　次 2022 年 10 月第 1 次印刷
书　　号 ISBN 978-7-5766-0253-1
定　　价 68.00 元

目录

MULU

第一篇　李果烈教授简介及其工作室传承 …………………… 1

李果烈教授简介 …………………………………… 3

工作室简介 …………………………………… 5

第二篇　李果烈教授学术思想 …………………………… 7

运用经典指导临床实践 …………………………… 9

继承并发展金陵医派学术思想 ………………………… 14

强调整体观,注重辨证与辨病相结合 …………………… 16

治病强调顾护正气,重视调补脾肾 …………………… 18

正确处理扶正与祛邪关系 …………………………… 20

衷中参西,鼓励临床实践创新 ……………………… 22

痰瘀同源、同病、同治理论 …………………………… 24

论述中医脑病病机 …………………………………… 39

从肝论治脑病 …………………………………… 45

从心论治脑病 …………………………………… 49

从脾论治脑病 …………………………………… 51

从肺论治脑病 …………………………………… 53

从肾论治脑病 …………………………………… 55

从经络论治脑病 …………………………………… 57

从痰瘀论治脑病 …………………………………… 60

六经论治头痛 …………………………………………………… 62
论治高血压 ……………………………………………………… 64
论治冠心病 ……………………………………………………… 67
论治高脂血症 …………………………………………………… 72
论治糖尿病 ……………………………………………………… 77
论治糖尿病肾病 ………………………………………………… 81
论治糖尿病性心脏病 …………………………………………… 83
论治肝病 ………………………………………………………… 87

第三篇　李果烈教授临证经验 …………………………………… 91

治疗中风后便秘临证经验 ……………………………………… 93
治疗老年性痴呆临证经验 ……………………………………… 96
治疗眩晕临证经验 ……………………………………………… 99
分期论治颤病(帕金森病)临证经验 …………………………… 102
治疗心悸临证经验……………………………………………… 108
从脾论治冠心病临证经验 ……………………………………… 115
调和阴阳治疗高血压临证经验 ………………………………… 120
治疗冠心病心绞痛临证经验 …………………………………… 125
治疗老年性便秘临证经验 ……………………………………… 131
养血凉肝息风法治疗帕金森病临证经验 ……………………… 137
调治肝肾阴阳治疗帕金森病临证经验 ………………………… 144
李果烈治疗早期糖尿病肾病临证经验 ………………………… 149
补心运脾和化痰逐瘀治疗胸痹临证经验 ……………………… 156

第一篇

李果烈教授简介及其工作室传承

李果烈教授简介

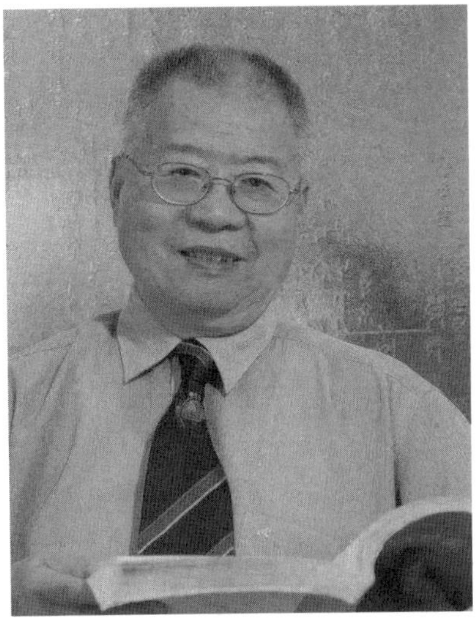

李果烈，南京市中医院主任医师，南京中医药大学教授，博士生导师，出生于1931年，江苏南京人。1955年毕业于浙江医学院，本科毕业后分配至辽宁省本溪市中心医院工作。1959—1961年在辽宁中医学院学习中医，后至辽宁省本溪市中医院工作。1965年调至南京市中医院内科工作，曾任内科副主任，内科主任医师，南京中医药大学教授。1979年南京市中医院成立干部病房后，一直在老年科暨干部病房从事临床医疗工作。2001年退休后在南京市中医院内科专家门诊工作，2004年南京市中医院成立“金陵名医馆”后，李老一直在名医馆工作至今，从事内科疑难病的中医和中西医结合诊疗工作。

曾任南京市秦淮区人大代表，江苏省中西医结合学会常务理事，南京市中西医结合学会副理事长及脑病专业委员会主任委员。1993年开始享受国务院政府特殊津贴，1995年获“江苏省中西医结合优秀专家”称号，2001年获“江苏省名中西医结合专家”称号，2012年被评为第五批全国名老中医（药）专家学术经验继承指导老师。在国家及省级刊物发表论文30余篇，获江苏省及南京市科技成果奖多项。

李果烈教授中西博学，治学严谨，汲取中西医之长，采用中医辨证及西医辨病相结合的方法，擅长治疗心脑血管病、糖尿病及其并发症、老年病等，在内科疑难杂病的治疗上也颇有造诣。李果烈教授以其高尚的人格、深厚的学养、精湛的医术、卓越的贡献而为中医同仁所折服和公认。他长期致力于学会工作，对中医学术的传承与发展起到了极大的推动作用，同时作为一代承上启下的中医人，对中医事业的整体发展具有不可或缺的作用。

李果烈教授长期致力于中医理论知识的学习、研究，于临床实践中刻苦钻研，汲取先人之精华，谋求突破与创新，构筑了一套独具一格的学术理论机制。

工作室简介

李果烈江苏省名老中医(药)专家传承工作室是“十三五”期间省中医药局、省财政厅组织开展第二批江苏省名老中医(药)专家传承工作室建设项目之一。对李果烈教授的学术理论及临床经验进行进一步探索与研究是本工作室尤为重要的一项工作。

工作室所在科室脑病科为国家中医药管理局重点专科、“十三五”重点专病的建设单位、江苏省中医重点示范专科,目前拥有床位110张,设有重症监护室、专科检查室、高压氧舱、肢体功能康复室和语言、吞咽、心理康复室。中心集中医、中药、针刺推拿及西医急诊抢救为一体,配合心理疏导与早期康复治疗,形成了独具特色的“中医为主、中西医结合、针药并用、急诊与康复结合”的治疗体系。

工作室现主要围绕眩晕、颤证、卒中等脑科常见疾病开展中医和中西医结合的临床与基础研究。

眩晕方面:眩晕是脑科最为常见的疾病,工作室研究并系统整理李果烈教授的学术经验,针对前期总结的175例病案开展数据挖掘及相关分析。通过数理统计和数据挖掘相结合的方法对李果烈教授辨治眩晕医案数据进行规律性研究，其中对症状、证型及立法、方药等频次信息进行描述性统计；采用关联规则、社会网络、非线性降维等方法，挖掘李教授治疗眩晕病的证治特点以及药物配伍规律；采用双聚类分析法，挖掘李教授治疗眩晕病的用药用量特点。最后工作室传承成员通过与李教授交互沟通，详尽分析、阐述数据挖掘结果。

颤证方面：帕金森病是国内外公认的疑难疾病，基于我科现有的帕金森病中医专病门诊资料及李果烈主任的临床经验，通过采集并分析患者的症状、体征、中医四诊信息及视频影像等资料，主要通过口服中药水剂、中药膏方、针灸、手法康复、中药熏洗等多种综合治疗方法，评价对帕金森病人的常见运动症状（如震颤、强直等）和非运动症状（如便秘、多汗、失眠、疼痛、麻木、痴呆等）的疗效，形成并推广基于李果烈教授临床经验及学术思想的帕金森病的中西医结合诊疗方案，同时开展温肾养肝方的临床和药学研究。

卒中方面：借助我科多专业一体化诊治中风病平台，分析总结李果烈教授诊治脑梗死后吞咽障碍的辨治规律，制定脑梗死后吞咽障碍的疗效评价标准及诊疗规范；研发针药结合、康复训练治疗中风后吞咽障碍的证候诊断系统和临床数据分析系统；继续深入研究通脑活络针刺法作用机理及其针药结合对急性脑血管病预后的影响。

第二篇

李果烈教授学术思想

运用经典指导临床实践

一、崇尚《内经》，重视阴阳调和

李老从医五十余年，学术精湛，经验丰富，全在于勤奋好学、刻苦钻研，平时应诊之余他手不释卷、博览群书。李老谙熟《内经》《难经》《伤寒论》《金匮要略》等古典医著，对金元四大家及明清后家医录名著也无不深究精研。

李老在多年的医疗实践过程中，从不间断对《内经》的学习、研究和运用，他的一些学术思想和理论可溯源于《内经》。他认为尽管后世学术在流派方面各有不同，但百川奔流，终归大海。可以这样说，所有的理论、经验和一些重要法则，都是在《内经》等经典医学的基础上一脉渊源地发展起来的。李老强调“人身乃一小天地”，根据阴阳学说的原理“人身具阴阳水火之形气。”而“人身之阴阳，无非是气血之两端，水火者即阴阳也”，他强调人身之阴阳必须统一协调保持平衡，符合《内经》“阴平阳秘，精神乃治”之理。

李老强调整体观念和辨证施治原则，认为“有诸内者，必形诸外”，此语虽出自《丹溪心法·能合色脉可以万全》，但源于《灵枢·外揣》的“司外揣内，司内揣外”。这个整体是相对统一、相对动态平衡的整体，在阴平阳秘的状态下，才能保持人的正常生命活动。如果外感六淫，内伤七情，内外相困，邪正相争，脏腑不和，气血不调，阴阳失调，就产生疾病。身体内部发生病变时又可通过体表组织器官反映出来，即所谓“有诸内必形诸外”，因此，诊断疾病可通过五官、形体、舌脉等外在变化反映出的症状来了解脏腑病变，治疗疾病可通过调理脏腑功能而获效。

在治疗方面，李老强调“治疗之要，贵在调正，自力更生，更为紧要”，亦即《内经》中所谓“以平为期”之意。李老重视养生之道，正如《灵枢》中有曰“智者之养生也，必候四时适寒暑，和喜怒而安居处，节阴阳而调刚柔，如是则邪僻不至，长生久视”，认为养生的本质在于平衡阴阳，使其刚柔相济，则能达到虚邪贼风不能相害，年迈而不衰的目的。以此理论指导和运用于临床，调治各种虚证和老年病证，常能取得良效。

二、兼收并蓄，融汇各家学说

李老为人随和谦虚，对古今有成就的医家都十分尊敬，学习和研究著名医家的学术思想和临证特点，兼收并蓄。他认为学习经典是为了奠定理论基础，读后世医籍则能增进实践经验，古今各种中医书刊，其中总有一见之得可资参考，阅读时应取其精华，默记要点，使之融会贯通，临诊时就能取用无尽，有利于提高医疗水平。

李老认为《内经》在医学气象学、医学地理学以及望色、闻声等诊断学方面开了先河；《伤寒论》《金匮要略》在腹诊、脉诊与相似证候的辨别等方面为辨证论治打下了基石；王叔和在脉诊，张景岳、陈修园在问诊，叶天士在察舌、验齿、辨斑疹等方面充实了中医的辨证方法，张景岳、吴又可在真假证候的辨别方面则各有发明。李老还认为《伤寒》《金匮》《温病》《衷中参西录》各有特点，无一不可不学。同样，西医知识亦应通晓。在临床诊病时应做到兼收并蓄，融汇各家。

李老临证选方多有出处，但又变化无穷。李老常用经方治疗内科杂病，左右逢源，处方用药比较轻灵，中药味数不多，通常在八至十二味上下，治病选药甚为精炼。他指出："用药如用兵，而用兵不在多，贵在精壮"。相比时下有些医生开方动辄二三十味中药，李老主张切中病机，精简用药，忌随意堆砌。瓜蒌薤白半夏汤、小陷胸汤、炙甘草汤、芍药甘草汤、半夏泻心汤、小青龙汤、小承气汤、黄芪建中汤、小建中汤、五苓散、葛根芩连汤、肾气丸等，都是李老的常用方。对于宋代《太平惠民和剂局方》，李老认为其中方虽不足八百，但由于当时收录的是全国各地献来的经验方，疗效比较确切，因此非常具有沿用价值，其中的逍遥散李老常用来治疗肝郁血虚所致的郁证、胁痛、胸痛、腹痛、头痛、眩晕、月经失调、自汗、盗汗等多种病症。《太平惠民和剂局方》

中的失笑散、川芎茶调散、参苓白术散、四君子汤、香苏饮等也是李老临床常用方剂。

李老治疗内科疾病，善取各家之长，灵活运用进行治疗。治疗胸痹、心悸，常以仲景之瓜蒌薤白半夏汤和瓜蒌薤白白酒汤、王清任《医林改错》中的血府逐瘀汤和膈下逐瘀汤、李东垣《内外伤辨惑论》中的生脉散、严用和《济生方》中的归脾汤、洪基《摄生秘剖》中的天王补心丹等灵活加减治疗。李老用方一贯灵活多变，对于成方、古方的应用从不死搬硬套，指出“病有千变，方亦应千变，用古方治今病，譬如拆旧房盖新房，必须根据其体病情而随证化裁。”

三、拒绝盲从和固守医派门第之见

李果烈教授为成功的西学中、中西医结合大家，初学中医时，于东北跟师临证，所学多大开大阖之用药思路，后工作于金陵，接触多金陵医派、孟河吴门医派，用药则多轻灵。特殊的学习工作历程，决定了李老学术上的全面性和包容性。

临床实践中，李老每每谆谆教导我们：滋阴、温补、补脾胃、温肾、攻邪等，万不可胶执固守，应根据患者的具体情况而酌情变化选用或融合运用。

李老推崇李东垣的《脾胃论》，认为欲治病先调脾胃，脾胃不调，药食万难发力，脾胃调气血足，诸病自消。李老对李东垣提出的“内伤脾胃，百病由生”的论点更是不遗余力地支持和践行。目前社会安定、国泰民安、冷冻饥饿、病乱重疫等外在因素十分罕见，内伤因素成为现今病因之主体。李老在平素临证用药时，亦多贯穿实践健脾护胃之思想，焦山楂、焦六神曲、炒谷芽、炒麦芽等频频出现在李老的各类处方之中。

李老非常认可赵献可《医贯》中提出的肾命门水火理论以及近世火神派温肾阳的理论，重视调和肾之元阴元阳，但是他不盲目跟风，临证时，多悉心分析，力求精确辨证，据证立法选方，或温或清或调和。

继承并发展金陵医派学术思想

李老自20世纪60年代起便长期在南京市中医院内科工作，跟随金陵名医傅宗翰学习，耳濡目染，故其学术思想受傅老影响很大。傅宗翰作为民国时期“一代医宗”张简斋的四大嫡传弟子之一，曾任南京市中医院院长、南京市中医学会会长、江苏省中医学会副理事长、中华全国中医学会理事，他医术精湛、用药出神入化，以善于诊疗各种疑难杂症而著称，对金陵医派的发展贡献很大。他在医学研究许多领域颇有建树，所写《论肝》一书成为现代中医学重要参考著作。他创立和发展了瘀血、浊脂、脾燥诸学说，对治疗内分泌疾病、心血管疾病、结缔组织病有独到之处，在自身免疫性病（风湿病）、萎缩性胃炎、妇科病等各个领域，都取得成就，尤其对“干燥综合征”这一当时的疑难杂症的治疗、研究和贡献，取得了里程碑式的跨越。

傅宗翰幼承家学，后拜师名医张简斋，张简斋在民国被奉为一代传奇名医，当年陈立夫、孔祥熙、林森等民国诸多达官贵人都曾投医张氏门下。曾任国民政府主席的林森还曾以匾额

“一代医宗”相赠，张简斋因而有“国医”之称。作为全国中医的旗帜，张简斋有四大嫡传弟子名扬后世，傅宗翰就是其中之一。

李果烈教授的“活血化瘀”“痰瘀同源”“人以胃气为本”“顾护正气重视调补脾肾”等学术思想深受金陵医派影响，并在其基础上进一步发展。

强调整体观，注重辨证与辨病相结合

李老对中医理论有独到见解，在长期的医疗实践中形成了自己的学术思想，尤其在辨证论治方面提出了许多真知灼见。在辨证上强调整体观念，主张全面分析。他认为，人体是一个以脏腑为中心、通过经络联系气血运行等的有机体。这个整体观是相对的统一，相对的动态平衡，在阴平阳秘的状态下，才能保持人的正常生命活动。如果外感六淫，内伤七情，内外相困，邪正相争，脏腑不和，气血不调，阴阳失调，产生疾病。身体内部发生病变又可通过体表组织器官反映出来，即所谓“有诸内，必形诸外”，因此，诊断疾病可通过五官、形体、舌脉等外在变化反映出的症状，了解脏腑病变，治疗疾病可通过调理脏腑功能而获效。

李老总教导大家，前人给我们留下了许多宝贵的医学理论和有效的方药，其中最重要的一个法宝就是辨证施治原则。他强调治病必求其本，辨证是为了分析和探求疾病的本质，寻求致病因素；施治是根据疾病的性质和特点确定相应的治疗原则并立方遣药进行治疗，以消除病因，达到治病目的。他在临证中非常重视辨证，从中医的角度出发，运用四诊、八纲，溯源到流，从错综复杂的征象中寻出条理来，继而立法选方，据证化裁，进退用药，充分发挥中医特色，使中医的理、法、方、药贯彻始终。

李老也很注重辨证与辨病相结合，对西医的一些优势持借鉴态度，认为这对指导临床、提高疗效有一定作用。他反对那种单纯用凑合的几味中药去对付西医诊为某某病的做法，他认为这是走“西医诊断、中医用药”的歧途。这样做既无理可言，也无方无法，仅有药而已，是“废医存药”的翻版。《医学源流论·方药离合论》所谓：“按病用药，药虽切中，而立方无法，谓之有药无方，或守一方以治病，方虽良善，而其药中一、二味与病不相关者，谓之有方无药。”李老对此话很是认同，故常告诫后学要做到有理有法、有法有方、有方有药。

治病强调顾护正气，重视调补脾肾

诊治老年病，李老强调顾护正气为根本原则，重视调补脾肾，临证当正确处理扶正与祛邪的关系。《医宗必读》曰："脾、肾者，水为万物之元，土为万物之母，二脏安和则一身皆治，二脏不和则百病丛生"。他认为慢性病患者，特别是老年人，病程较长，后期大多出现虚证表现，虽有五脏气血、阴阳等不同，但仍以肾、脾两脏更重要。五脏六腑的生机，无不依赖这先天、后天的根本。反之，脏腑久治不愈，亦大多会发展到脾、肾两脏。

李老治脾宗张仲景建中、李东垣补中益气等法，常用建中汤、补中益气汤、四君子汤及参苓白术散等，以健脾益气、培补后天为治。治肾，李老则最崇景岳左归、右归，并遵《内经》"精不足者，补之以味"的理论，喜用血肉有情之品，如鹿角胶，阿胶、龟板胶等，以培补下元，滋填精髓。但若久病出现食少便溏者，脾虚已甚，滋润重腻之品极当戒之，应以健脾助运为急，等脾胃恢复再考虑加以滋补之品，同时需在滋补之中佐以健脾和胃之品，如扁豆、砂仁、薏苡仁、陈皮等。至于胃阴虚亏、脾运不及者，李老认为不拘于温脾助阳之法也能随证而施，仿叶氏滋养胃阴法，拟甘凉濡润，佐以甘平，如用西洋参、麦冬、沙参、石斛、谷麦芽之类，既养胃阴，又助胃气。

正确处理扶正与祛邪关系

李老的病人中以老年患者居多，李老三十余年临床的主治方向以诊治老年病和疑难杂病为多。在长期临床工作中李老发现，人与病长期共存是老年人的生存常态，顾护正气为治疗老年病的根本大法，临床上一定要处理好扶正与祛邪之间关系。

两千多年前的《黄帝内经》中就提出了人的一生要经历“生、长、壮、老、已”五个阶段，此乃人体由生到死的全过程，盛极渐衰是无法抗拒的自然规律，因此，老年人的主要生理特点就是正气逐渐衰退，而肾与衰老及常见老年疾病的关系尤为密切。

肾是先天之本，必须照顾肾气，因为“肾间动气，为人身之本，乃生气之源”，故必须加以重视。照顾肾气，不只是治疗肾自病，往往是把这作为一种手段来处理诸病。比如，由心肾失交引起的惊悸不寐，就必须于安神定志的同时，予以滋肾之法，以交通心肾；当肺病及肾或肾病及肺时，考虑到肺肾的母子关系，而予摄纳肾气或益金生水；当肾水不足，肝木得不到濡养，就应滋肾柔肝；肾与脾也有密切关系，脾肾阳虚可以同时出现，这时先补脾就不够，还必须补命门之火以生土。

肾的重要性，不仅在于它与其他四脏的关系，而且就人体的病理变化来看，对热证与寒证这两个极端相反的现象来说，“大热而甚，寒之不寒，是无水也”，这时就当滋其水，而水乃肾之所主；“大寒而甚，热之不热，是无火也”，这时就应当“补其心”，而这个“心”实际上是指命门，所谓“七节之旁，中有小心”，所以也还是要照顾肾气。

顾护正气，留人而后治病，是李老诊治疾病的一大特点。他强调，治老年病，用药必须补勿过偏、攻勿过猛，尽量平和。他反复强调，只要正气尚存，就有一线生机，尤其在病情危重时，更应以扶正为当务之急，以冀正旺则邪可自祛也，此即古贤所谓“留人治病”之要旨。

临证中李老还特别注意顾护肾及脾胃，根据病情加入和胃健脾、补肾填精之品，这是他对明代大医汪绮石《理虚元鉴》所言“肺为五脏之天，脾为百骸之母，肾为性命之根，补肺、补脾、补肾，治虚之道毕矣”这一治疗思想的深刻领会与灵活运用。尽管李老主张治病应重视照顾肾及脾（胃）这先、后天之本，但他一般很少用贵重药物。

除此之外，李老不主张单用补法来治疗各种类型的慢性病。处理某些本虚标实疾病，往往是权衡邪正双方，经对比后，或扶正祛邪，或邪正同治，或适当除邪而不伤正，从各方面起到照顾先、后天之本的作用。

衷中参西，鼓励临床实践创新

李老认为中医和西医作为两种不同的医学体系客观存在着，各有所长，也各有所短。中医和西医之间需要相互学习，扬长补短。李老当年在浙江医学院系统学习了 5 年西医，又在辽宁中医学院学习中医三年，对中、西医都有深刻的认识。通过系统学习，他真正了解到西医的长处和不足，也更加认识到中医的优越和欠缺，二者需要取长补短，互相学习，共同提高。他把中医的“辨证论治”和西医的“辨病”治疗加以比较并指出：西医的“辨病”是建立在病因学、病理生理学、病理解剖学基础之上的，它以各种客观检查为依据，因此观察认识比较具体、细致，特异性较强；而中医的辨证论治则是以整体恒动观为指导，但由于条件的限制，中医治病有比较直观、笼统、不够精确的一面。

李老注意汲取西医长处，运用现代医学的一些方法来整理和研究中医理论和经验。在教学、理论研究、临床诊断治疗以及病历书写等工作中，尽管他一贯坚持以中医内容为主体，但同时也十分注意汲取西医之长，如借助西医的诊断手段以及实验室指标作为诊断参考和观察疗效的指标等等。他从不反对和排斥运用现代科学的多种知识和手段来发掘、整理、研究中医理论和经验，主张中西医结合。

对中西医结合的问题，他又有自己的观点和主张：其一，中西医结合，只有建立在较高水平的中、西医知识基础上，才能做到真正的中西医结合，才能取得高水平的中西医结合成果。那种对中医知识一知半解，甚至一无所知，穿靴戴帽，拾取一丁点现代医学简单手段和术语便大做文章、夸夸其谈的所谓“中西医结合”，不能被认为是真正的中西医结合。其二，中西医结合必须以中医为主体，只有以中医为主体，以中医理论体系为指导，在此基础上运用现代医学手段进行临床工作，才能是中西医结合。否则，那只是现代医学的发展，而不是中西医结合。其三，中西医结合必须中医传统方法与现代科研方法同时并重。以实践为基础，理论指导实践，实践论证理论，从而总结出人体健康与疾病诊断、治疗和预防的规律性认识，并据此提出相应的有效措施，这就是中医传统的研究方法。运用现代科学方法和运用中医传统方法研究中医，二者不是相反，而是相成。那种把这两种方法对立起来，仅谈现代科学方法而轻视否定传统方法研究的做法是错误的，也是不科学的。

临床实践中，李老总留心学习医学前沿进展，自身每多创新。早在20世纪80年代，李老率先使用通过颈动脉注射活血化瘀药物的疗法，治疗缺血性中风和出血性中风急性期后的病人，取得了明显的疗效。在当时西医的脑血管介入疗法尚未流行之际，李老通过中西结合的方法，用中药西法治疗中风，实属创举。

痰瘀同源、同病、同治理论

正所谓“百病皆因痰作祟”“怪证属痰、久病属瘀”，李老近年来在南京市中医院金陵名医馆治疗的疾病多以疑难杂症为主，很多疑难病常痰瘀相兼为患，治疗起来比较棘手。李老治疗疑病、难病、久痼、怪病，多以痰瘀相关理论做指导，采用中医整体观念辨证施治，常能获效。

痰瘀理论包括痰瘀同源、痰瘀同病、痰瘀同治。

痰与瘀似乎各有其源，然溯其本，则痰由津液凝浊而生，瘀乃血行失常所致。生理状况下津血同源，若病理状态时则津熬为痰、血滞为瘀，说明痰瘀实为同源。痰瘀之间存在着依存互根、相互转化、共同消长的关系。

痰瘀互为影响。痰为津液结聚，瘀乃血行停滞。津液之输布、血液之循行，惟赖一气。气有不畅，则津因气郁，血因气滞。人身上下内外流通无滞者，惟气血津液而已，故《丹溪心法》说：“气血冲和，万病不生。一有怫郁，诸病生焉。”

因痰致瘀，痰瘀互结。痰源于津液，赖气以输布。饮食失节，情志失和，或邪毒侵袭，皆可损伤肝脾，妨碍气化，津液敷布失常生痰。痰浊导致血行不畅，故瘀血内停。

因瘀生痰，痰瘀互结。血行于脉，气为血帅。情志所伤，肝气不舒，脾气郁结，肝脾气机阻滞，血行不畅，停滞为瘀。瘀血内阻，气机失和，津液敷布失常，停滞结聚为痰，终则因气滞而瘀，因瘀生痰，痰瘀互结。

痰瘀同病的致病特点：① 病情比较复杂，致病广泛，常常变证丛生；② 病程迁延，缠绵难愈。故李老认为久病难愈之证，如果用“痰瘀同病”的思路考虑诊治，常常获效。脏腑功能失常是痰瘀病变的病理基础，心、肺、肝、脾、肾五脏发生病变均能致生痰瘀，而气血津液病变也能致生痰瘀，可以说痰瘀无处不在。痰瘀是人体邪正斗争、阴阳失调、升降失常的病理反应。若痰瘀同病，则内犯脏腑经络筋骨，外侵四肢体表，上犯头面五官，下及生殖二阴，无处不到，症见多端。在治疗上可痰瘀同治，治痰兼顾治瘀，治瘀常需顾痰。

李老根据临床上痰瘀的病理基础，选用化痰祛瘀的药物，并根据药物寒热温凉的属性，针对痰瘀致病的虚实寒热因素进行辨证论治，因病选方，遣方用药。李老总结了“痰瘀同治七法”：① 化痰活血法；② 通化痰瘀法；③ 补化痰瘀法；④ 温化痰瘀法；⑤ 清化痰瘀法；⑥ 解化痰瘀法；⑦ 涤痰逐瘀法。

同时，李老提出一些治疗的要点：(1) 化痰祛瘀并举。(2) 气行则血行，治气为先，常用药物如枳壳、厚朴、木香、香附等。(3) 痰瘀同治，酌情加温阳药，常用药物如肉苁蓉、淫羊藿配合当归、川芎等。(4) 疏通气血，善用虫药，常用僵蚕、地龙、全虫之品。

一、痰瘀同源

“津血同源”是中医学对津与血在生理功能方面的概括，“痰瘀同源”是以“津血同源”为基础的，故痰瘀同源首先应从津血同源论起。

《素问·经脉别论篇》曰：“饮入于胃，游溢精气，上输于脾，脾气散精，上归于肺，通调水道，下输膀胱，水精四布，五经并行。”此之“脾气散精”就从根本上说明了津血同源的同一性。津与血的生成共源于脾胃化生之水谷精微，皆赖于脾的吸收、运化和输布，皆属于阴精，是人体生存的基本物质，有滋润和濡养五脏六腑的生理功能。津液与血，异名同类，故谓“津血同源”。津血同生于水谷，又自中焦脾胃“分流”于脉内、外之后，还始终进行着互相渗注。脉外之津在散布过程中不断地渗注于脉内，成为血液的重要来源之一，运行于脉内的血也有一部分不断地渗出脉外，化为有濡润作用的津液，两者协同作用，保持着动态平衡。《灵枢·痈疽》篇曰：“中焦出气如雾，上注溪谷而渗孙脉，津液和调，变化而赤是为血，血和则孙脉先满溢，乃注于络脉，皆盈，乃注于经脉。”简言之，在生理上津与血不仅生成同源，在特定条件下可以互相渗透、互相转化。津可入血，血可成津，二者一损俱损，一荣俱荣。古代医家根据津血同源的基本概念，在长期的临床实践中总结出“夺血者无汗，夺汗者无血”“衄家不可发汗”“亡血家不可发汗”等宝贵经验。

津液亏虚可导致痰瘀，感受阳热病邪，或五志化火，消灼津液，或多汗、多尿、失血、大量吐泻，或过用辛燥之物耗伤津液，可使津液亏虚。津液不足，血液黏稠运行不畅，可致血行瘀滞；津液亏虚，输布失常，也可致水液停蓄凝结而成痰。当然，病理的形成有一个过程，或表现以瘀为主，或以痰为主，或痰瘀并重。

气血津液运行障碍是导致痰瘀生成另一机制，气属阳，痰与血同属阴，阴精和阳气的相对平衡，共同维持人体生命活动。气血津液之中，气居主导地位，气能生津化血，统摄津血，温煦津血。津血的运行，全赖气的推动。这种津、气、血的平衡关系，共同维持着人体的生命活动。若外感六淫、饮食不节、七情内伤、劳欲所伤等，均可导致这种平衡失调，引起气、血、津液的病理改变，化生痰瘀。故气滞者，气机郁阻、气不运血，血亦随之涩滞，所谓"气滞则血亦凝"。而血瘀亦能阻滞气机，二者互为影响，促使病情的发展。若气机郁滞不能输布津液，则津凝液聚成痰。

在正常生理情况下，水液经口入胃，由气化而把精气输送于脾，脾吸收后"散精"上归于肺。其中，清者经肺气宣发，心脉载运，布散周身，以润养脏腑、经络、肌肤、皮毛；浊者通过肺气肃降，通调水道及肝气疏泄、三焦决渎而归于肾，再由肾的气化作用，使其浊液下输膀胱，排出体外。从上可知，水液的正常代谢过程主要依赖肺、脾、肾三脏的宣通、输布、蒸化及相互为用。若六淫外受、七情内伤、饮食不节等，导致某一脏器的功能失调，经络气化失宣，皆可致津液输布失常，滞潴凝浊而为痰。

痰乃津液变生的病理产物，是津液不归正化的结果，有有形、无形之分。有形之痰，是指排出人体之外，视之可见、触之有物，或听之有声的痰；无形之痰，是指反映有痰的一组特异性症状、体征，具有中医特色的病理学说。

瘀血是指血液凝滞或血脉运行不畅。血液的生成，来源于中焦脾胃摄取的水谷精微，经转输、变化而赤则成为血。此即《灵枢·决气》所说："中焦受气取汁，变化而赤是谓血"，流行于经脉之中，环周不休，灌溉、营养全身，维持机体正常功能活动，供养各脏腑组织生长的需要。血液的正常循环，虽属心所主，然又是在肺、肝、脾、肾等脏相互配合下进行的。心主血，脉为血之府，心气的推动是血液运行的基本动力；肺朝百脉，循行于周身的血脉均要汇聚于肺，通过肺气的作用，血液才能布散于脏腑经络、四肢百骸；脾统血，统摄血液运行于经脉之中，使之不外溢；肝主藏血，有贮藏血液和调节血量的功能，肾主藏精，肝肾同源，精血相互化生、互相补充。血与气相互为用，循行经脉之中，若其中任何一个脏器受到内外致病因素的影响，如忧思郁怒、感受（寒、热）外邪、出血、外伤等，导致血液流速失常；或壅塞阻滞于脉道之中，不能正常循行；或离经溢出于脉道之外，均可停积留着而成瘀。

痰瘀互为因果，胶裹而生，津运障碍，因痰致瘀。痰的形成，多由外感六淫，或内伤七情，或饮食不节等，引起脏腑功能失调所致。如脾失健运，津运迟滞，水湿内生；肺失宣降，水道失畅，津液不行；肾阳不足，气化失司，水液内停；肝失疏泄，气滞水停；三焦气化不利，水道不畅等。其中，又以与脾胃的关系最为密切。中医学认为，脾胃是人体气机升降出入的枢纽，是气血生化之源，主运化水谷津液。《素问·经脉别论》云："饮入于胃，游溢精气，上输于脾，脾气散精，上归于肺，通调水道，下输膀胱，水精四布，五经并行"，否则水谷津液聚而成痰。故有"脾为生痰之源"之说。痰形成后，随气血运行，内而脏腑，外而经脉，由于痰浊的黏滞性质，必然影响气血的运行，从而导致血流不畅而痰瘀互结。正如张山雷所谓："痰涎积于经隧则络中之血必滞。"

血运失调，因瘀致痰。因情志郁结而致气滞，或气虚运血无力，或寒邪入血，血液凝涩运行不畅，或热邪入血，血热互结煎熬血中津液等，均可致血瘀。唐宗海云："血积既久亦能化为痰水。"可见瘀血日久又可变生痰浊而成痰瘀同病。

现代中医学"痰证"和"血瘀证"转化的研究也证实了这一点。例如，血小板的一相聚集是外源性诱导所造成的，这种早期阶段的血瘀，也是痰浊的开始形式；若气血鼓动有力，使一相聚集的血小板开始解聚，则临时形成的"痰浊"又能逐步化除而变成功能正常的血液。"痰证"和"血瘀证"在特定条件下可以互生互灭的机制，为痰瘀同源提供了现代科学基础。

二、痰瘀形成与脏腑功能失调相关

中医学说的两大基石为阴阳学说、脏腑学说，脏腑学说中五脏为重点。气血津液的生化有赖于脏腑正常的生理活动，而气血津液的病变乃是脏腑病变的结果。津液成痰主要关系到肺、脾、胃，并涉及肝、肾；血凝成痰则以心肝为主，旁及肺脾肾，故脏腑功能失调是痰瘀生成之根本。

心主血脉，推动血液在脉管内运行的基本动力源自心气。全身血液依赖心气的推动，内灌脏腑，外达经络，发挥其濡养作用。如心不主血，则血无以行，停聚而为血瘀；若心气（阳）不足，阴血虚少，一则，鼓动无力或血不载气，血的运行缓慢凝而生瘀；一则，血行不利，脉道涩滞，津液不得布散聚而成痰。痰瘀交结，浊阴凝聚，则阻胸阳。若心阴（血）亏耗，虚热灼津成痰，或血因热结成瘀。痰瘀同病，可导致胸痹、心痛、心悸、怔忡之变。心藏神，主管神志活动，若温热邪毒内陷营血，蒸腾津血化痰成瘀，热毒痰瘀交结、蒙蔽清窍；或内伤久病，痰瘀互结，闭塞心窍，心神失主，可见神昏、癫狂、痫病、痴呆、健忘等病。

肝乃风木之脏，主疏泄、藏血，疏调气血津液。若肝气郁结，疏泄失司，气不化津，津聚为痰，血脉不利，气滞血瘀；或风木太过，克制脾土，脾不运化，积滞生痰；或木郁化火，炼液成痰，灼血致瘀；或火迫血溢，藏血失职，离经妄行，停而为瘀；或肝阴亏耗，血涩不畅而瘀。以上均可导致痰瘀合病，变生胁痛、积聚、黄疸、眩晕、头痛、中风诸多病症。

脾主运化精微，通过其转输作用，将津液输布至全身。脾脏胃腑，运纳结合，燥湿互济，升降相因，共同完成水液、食物的摄取、消化、吸收以及水谷精气的输布。如各种因素影响了脾的散精功能，则水湿停蓄，聚而为痰。脾主统血，人体血液的正常循行有赖于脾统血功能的正常发挥，若影响了脾的统血功能，则血液不能正常循行于脉管内，而逸出脉外凝而为瘀。若脾气虚弱，不能统血，血溢脉外；或胃气郁滞，为痞为痛，病久入络，皆可致瘀。若脾虚运化不及，或湿困脾阳，脾气不能为胃行其津液，则可水停为饮，聚湿成痰；或因胃中燥火，灼津为痰，熬血成瘀。

肺主行水，通调水道，为水上之源。通过肺的宣发和肃降运动对体内津液的输布、运行和排泄有疏通和调节作用。若肺失宣发肃降，不能敷布津液，津液停聚而为痰。“肺朝百脉”，肺主一身之气而司呼吸，调节着全身的气机，辅助心脏，推动和调节血液的运行。如影响了肺朝百脉的生理功能，那么肺脏不能有效地辅助心脏推动血液运行，血液滞而为瘀。风热犯肺，蒸液成痰，热、痰壅结血脉致瘀。肺阴亏损，虚火灼津，炼液成痰，血涩为瘀，痰瘀互结，肺失肃降。

肾主津液，肾具有主持和调节着人体津液代谢的作用。肾不主水，津聚为痰。一般而言，肾病多以虚证为主，但常虚中夹实，其中不乏痰瘀致病者。肾气虚弱，气不化水；或肾阳不振，命门火衰，不能蒸化水液，俱可水泛为痰。若阳虚生寒，寒凝血脉，则血行涩滞为瘀；肾阴亏损，阴不敛阳，虚火灼炼津血，亦可成痰成瘀；痰饮停于下焦，气化不利，又可导致蓄瘀。痰瘀既成，势必促使病情发展，加重肾虚进程。

五脏功能失调所致痰瘀，常可相关同病。同时，由于脏腑生理和病理的特殊性，痰与瘀尚有主次之分，一般肺、脾、肾痰瘀多以痰为主，所谓“肺为贮痰之器”“脾为生痰之源”“肾为痰之本”；心、肝痰瘀多以瘀为主，所谓“恶血必归于肝”“瘀血不离乎心”。

三、痰瘀同源理论在临床的运用

痰与瘀既是病理产物，又是致病因素。临床在选方用药上治痰勿忘治瘀，治瘀常须顾痰，才能充分发挥"痰瘀同治"的治疗作用。

1. 痰瘀同病的特点及临床表现

《医述》引罗赤诚论："如先因伤血，血逆则气滞，气滞则生痰，与血相聚名曰瘀血挟痰……若素有郁痰，后因血滞，与痰相聚，名日痰挟瘀血"。可见，痰瘀同病有先后之不同，痰瘀同病亦有程度不同，有痰瘀并重，有以瘀证为著，有以痰证为主。在病位上尚有主、次之分，一般肺、脾、肾痰瘀多以痰为主，心、肝痰瘀多以瘀为主。

中医素有"怪病多痰""奇病多瘀"之说，若痰瘀同病，则内扰五脏六腑，外窜筋脉皮肉、四肢百骸，无处不到，症见多端。常见者有心悸怔忡、哮喘、中风、眩晕、痛疽疮疡、崩漏带下等。痰瘀同病之诊法常以舌诊、脉诊为主。痰之舌象，多从舌苔反映。寒痰内聚，舌苔呈白厚润滑；痰热内盛，舌苔呈黄厚腻。瘀的舌象，多从舌质反映。舌绛少苔而津润者，多为血瘀；舌绛紫而干枯少津，是热盛伤律，气血壅滞而生瘀；舌淡紫或青紫湿润者，为寒凝血瘀；舌上有瘀斑瘀点，为血瘀。痰瘀同病之脉象则因痰、瘀之轻重不同而有别：痰胜于瘀者，其脉以滑或弦为主；瘀胜于痰者，其脉则以涩为主。

2. 痰瘀同治的原则

痰瘀之间的密切关系，决定了治疗中当重视痰瘀同治，其致病广泛性决定了痰瘀同治原则在临床应用中极为广泛，常用于心脑血管疾病，如冠心病、心律失常、高血压、中风等；代谢性疾病如高脂血症、肥胖、糖尿病及其并发症、甲状腺疾病等；精神情志疾病如精神分裂症、抑郁、癫痫等；乳腺、骨等组织的增生性疾病；各种肿瘤及多种疾病的慢性期，如肝硬化、慢性呼吸系疾病等。在具体运用痰瘀同治这一治疗法则时，应注意以下原则：

（1）区分主次轻重

明确痰与瘀是致病因素，与正气相对而言是属于标。脏腑功能失调及气血紊乱则既生痰也生瘀，调整脏腑功能失调及气血紊乱才是痰瘀同治的根本，辨证论治时必须重视脏腑功能和正气盛衰之本，视病邪和正气的虚实所偏，治以扶正为主兼以祛邪，或祛邪为主兼以扶正，或扶正祛邪并进。治痰要活血，血活则痰化；治瘀要化痰，痰化则瘀消。若痰结较重，当以祛痰为主；若血瘀较重，当以活血祛瘀为主；若痰结和血瘀并重，则当以化痰祛瘀并施，使痰瘀分消。罗赤诚指出："因痰而致者，先治其痰，后调余病；因病而致痰者，先调其病，后逐其痰"，或"治宜导痰破血，先用导痰汤，次用芍、归、桃仁等以破其血"，或"治宜先破其血而后消痰"，提示我们临证之时应辨别痰与瘀之先后、轻重，再根据临床辨证确定具体治法。

（2）辨清病位

痰瘀同病致病广泛，临床表现错综复杂。在运用痰瘀同治法治疗疾病时应辨清痰瘀所阻滞的部位而选用相宜的方药。若痰瘀交结于脑络，则当开窍醒神、活血化痰；若痹阻于心，则宜开胸散结、化痰祛瘀；如流注筋脉关节，则当温经通络、祛瘀逐痰。

（3）分清虚实

痰瘀同病见于老年病、慢性病或消耗性疾病时，常见虚实夹杂，当兼顾扶正补虚，不宜一味攻伐。王清任曰："元气既虚，必不能达于血管，血管无气，必停留而瘀"，痰瘀阻滞经络，气虚无以疏运，当益气活血，化痰祛瘀，正气充盛，气血流通，痰化瘀消，则诸症自除。

（4）注重调理气机

气为血之帅，气为津之主，尤其是肝、脾之气，在由痰致瘀过程中起着关键的作用，气机通畅有利于痰瘀之邪的消除，故运用痰瘀同治法时当注重调畅气机。《丹溪心法》云："善治痰者不治痰者而治气，气顺则一身津液也随气而顺矣"。亦如《血证论》所言："凡治血必调气，使气不为之病，而为血之用，斯得之矣。"故临床上治疗痰瘀同病，当注重健脾理气和疏肝行气之法的运用。

3. 痰瘀同治常用方法

李老认为，气血津液的生化有赖于脏腑正常的生理活动，而气血津液的病变乃是脏腑病变的结果。津液成痰主要关系到肺脾胃，而涉及肝；血凝成瘀则以心肝为主，旁及肺脾，故脏腑功能失调是痰瘀生成之根本，所以在临证辨证诊治过程中，李老常用脏腑辨证治疗大法。

（1）养心通脉、活血化痰法

【适用病证】用于心不主血，血脉痹阻，血瘀痰凝所致的“痰浊痹阻、心血瘀滞”证。症见心胸闷痛、或绞痛阵作，天阴遇冷易发或加重，痛有定处，痛涉左侧肩背、手臂，心悸，气憋，呼吸不畅，喘息痰黏，舌质紫或紫暗，苔白腻，脉弦滑。可见于冠心病心绞痛、心肌梗死、风湿性心脏病、缩窄性心包炎及主动脉病变等。

【常用方药】瓜蒌薤白半夏汤（瓜蒌、薤白、半夏、白酒）。药用人参、党参、丹参、川芎、红花、郁金、莪术、三七、降香、金瓜蒌、薤白、半夏、菖蒲、桂枝等。

【应用要点】本证每多因虚致实，治当虚实兼顾，注意补虚养心以通血脉，或益气，或温阳，或二法同用。由于绞痛的发作与气滞有密切关系，故应配合辛香理气药。

（2）平肝熄风、化痰活血法

【适用病证】用于肝阳化风，炼液成痰，风痰入络，络瘀血滞所致的“肝风夹瘀、瘀阻窍络”证。症见眩晕，头痛，视物旋转，胸闷，呕恶黏痰，耳鸣耳聋，项强不和，行路欠实，唇、舌、肢体麻木，舌偏红、有瘀点，舌下脉络扭曲、增粗、色紫，苔薄腻，脉弦滑。可见于脑动脉粥样硬化、高血压病、高血压脑病、脑梗塞、脑萎缩所致的眩晕等。

【常用方药】天麻钩藤汤（天麻、钩藤、石决明、牛膝、杜仲、桑寄生、山栀、黄芩、益母草、茯神、夜交藤）。药用天麻、钩藤、石决明、牛膝、当归、红花、赤芍、地龙、全蝎、僵蚕、陈胆星、竹沥半夏、决明子等。

【应用要点】临证当注意区别风、阳、痰、瘀四者主次，分别予以相应处理，同时需正本清源、滋水涵木、培补肝肾。由于肝病症状夹杂多变，故应适当兼顾用药。

（3）宣利肺气、化痰祛瘀法

【适用病证】用于瘀阻肺络，痰壅肺气，肺气不利所致的“痰瘀阻肺”证。其特点为喘促咳逆、胸部满闷或隐痛，甚则不宁平卧，咯吐多量黏痰或泡沫血痰，或咯紫黯色血块，面青唇乌，舌质紫、多瘀点、瘀斑，舌下青筋曲张明显，苔腻，脉沉细、结代、促。可见于风心、高心、冠心等发展形成的慢性充血性心力衰竭。

【常用方药】双和汤（当归、川芎、生地、赤芍、桃仁、红花、白芥子、茯苓、半夏、陈皮、竹沥、甘草）。药用苏子、杏仁、前胡、白芥子、半夏、苏木、桃仁、红花、当归、郁金、降香等。

【应用要点】化痰应区别不同情况选用温、清、燥、润、疏，祛瘀可于活血基础上加用少量破瘀之品，如水蛭等。

（4）宣痹通络、化痰祛瘀法

【适用病证】用于邪客肢体经络、气血津液运行痹涩，津凝为痰、血滞成痰的“痰瘀痹阻”证。症见肢体骨节疼痛或失用，四肢麻木刺痛，或半身不遂，口眼歪斜，骨节硬肿疼痛，甚则强直变形，肢端青紫，舌多紫色瘀斑，苔薄腻曲张，无脉症等。外周血管病中多见。

【常用方药】桃红饮（桃仁、红花、川芎、当归尾、威灵仙）。

药用桃仁、红花、当归、川芎、炮山甲、地龙、鸡血藤、僵蚕、南星、威灵仙、白芥子、竹沥等。

【应用要点】痰瘀痹阻，虽属以寒为主，但辨证若见经络蓄热者，又当清泄络热，酌选秦艽、青风藤、络石藤、石楠藤、功劳叶、白薇、生地、赤芍、白芍、地龙。必要时可谨慎酌配少许剧毒之品，如雷公藤、番木鳖等，伍以虫类药搜剔以增效，如加用全虫等。由于本证多属虚实夹杂，表现为肝肾不足之候，故应参以扶正补虚，培补肝肾气血。

（5）补肾化痰、活血利水法

【适应病证】由于肾虚火不制水，水蓄下焦，气化不利，而致血瘀，或虚火灼津成痰所致的“肾虚水泛、浊瘀阻滞”证。症见水肿迁延、反复不已，腰以下为著，足跗肿甚，按之凹陷久久不起，喘逆短气，咳唾涎沫，腰脊酸痛，面色晦黯，肢凉，神倦，小腹拘急，小便色清、量少不利，舌质淡胖隐紫，苔白腻，脉沉细。可见于慢性心功能不全失代偿期等。

【常用方药】济生肾气丸（熟地、山药、山萸肉、丹皮、茯苓、泽泻、附子、肉桂、牛膝、车前子）。药用山萸肉、熟地、山药、茯苓、泽泻、丹皮、当归、琥珀、泽兰、牛膝、海藻、车前子等。

【应用要点】临证应辨阴阳寒热之虚实以配药；参入化气之品，如沉香、乌药、麝香，气化则水行，气行则血畅；湿热精浊阻滞者，又应配合清利之品，补中寓通。

（6）开窍醒脑、化痰活血法

【适用病证】用于痰蒙神机，瘀塞清窍所致的“痰瘀阻窍”

证。症见精神、神志的失常和七窍不利，如神昏不清，神志妄乱，狂躁，痴呆，瞀闷，健忘，失语，顽固性头痛，耳聋，目赤等，舌紫，苔腻，脉弦滑。可见于多种原因引起的脑血管意外、偏头痛等。

【常用方药】通窍活血汤（赤芍、川芎、桃仁、红花、老葱、鲜姜、红枣、麝香）、导痰汤（半夏、南星、陈皮、枳实、茯苓、甘草、生姜）。药用桃仁、红花、川芎、郁金、丹参、远志、半夏、南星、天竺黄、石菖蒲、麝香等。

【应用要点】临床应辨寒热属性，分别予以温开、凉开之品。寻求窍塞原因，辨病治疗。

痰饮与瘀血都是脏腑功能失调所产生的病理产物，追溯其本，痰来自于津，瘀本于血，津血同源，故痰瘀同源，二者关系密切。痰瘀相关，依存互根，相互转化，互为因果，痰阻成瘀，瘀久生痰，痰瘀同病，痰瘀同治。

痰瘀二者同源而互衍，因此治疗中要治痰兼顾化瘀，治瘀不忘祛痰，做到见瘀之证而防痰之生，见痰之象而防瘀之结，及早地化解和防止痰瘀互化与互结，防止疾病向纵深发展。要注意审证求因，辨病施治。针对痰瘀产生的根源，求因从本治疗。辨其病性、病位、病势，实者当分寒、热、燥、湿之不同而祛其邪，虚者应求气、血、阴、阳之异而补其正。同时根据五脏六腑各自的病理特点、疾病发展势态、病机的错综夹杂，施以相应的治法方药。

论述中医脑病病机

中医诊断和治疗疾病时，辨证论治乃其基本特点。脑病特有的病机特点决定了治疗的主要方向，主要包括肝阳易亢、清窍易蒙、久病多虚、兼见痰瘀。其治法的根本在于：秉承综合、全面治疗理念，基于科学辨证，进而选药用方，制订有效的施治方案。李老在长期临床实践中，观察并认识到中医脑病虽然表现各异，但都具有类似的病因病机特征，具体如下：

一、肝阳易亢

经典医学古籍《黄帝内经》一书对肝阳易亢有较为细致的阐述。比如在《素问・生气通天论》中明确表示："阳气者，大怒则形气绝，而血菀于上，使人薄厥。"另外，《素问・玄机原病式・五运生病》对晕厥这一病症给出了这样的解释："风火皆属阳，多为兼化，阳主乎动，两动相搏，则为之旋转"。"脑居人体上巅"，所谓"火性炎上，维风上巅"，意指脑病多由风、火引起。若素体阳气过盛，常见火热之相，易引起肝阳上亢之病症；若长时间抑郁烦躁，易致肝阴暗损，风阳骤提，而导致清空受扰；若患者体质偏为阴虚，相火偏亢，水不涵木，加之情志抑郁，七情伤肝，肝郁气滞，血不循经，而使气血倒逆，进而诱发昏厥；或素体肥胖，脾虚痰生，痰随风火为患，上扰清空等。无论是受虚火、实火还是风火等原因而诱发的昏迷、头痛或者中风，皆应使用潜阳熄风法，使脑恢复清阳之府的特性。

潜阳是一种借助重镇潜降、养阴固本之法而避风阳损脑、缓肝阳上亢的治疗方法。此治疗方法适用于头脑胀痛、面色潮红、头晕目眩等症状。常用方剂为镇肝熄风汤。

熄风是一种面向内风所引起脑病的治疗方法。其中，内风指的是受体热内虚、肝肾不足等因素而诱发形成的邪气，其典型致病表现为颤抖、剧痛、晕厥、口眼歪斜等。基于内风形成机制的不同，可将熄风法划分为多类，比如凉肝熄风（羚羊钩藤汤）、熄风开窍（至宝丹）、镇肝熄风（镇肝熄风汤）、养血熄风（加减复脉汤）、平肝熄风（天麻钩藤饮）、柔肝熄风（阿胶鸡子黄汤）和涤痰熄风（涤痰汤）以及滋阴熄风（大定风珠）等。在采用熄风诸法进行医治时，最好辅以补益肝肾、活血填精之药，进而更好地帮助患者特别是老年患者恢复。

二、清窍易蒙

脑分布于天阳之位，于脏腑之中处至尊之位，乃元神之掌控者，善满厌缺，善静厌闹，存精气且不疏；头为“诸阳之会”，特性纯粹，不可存邪，贮髓主神志，且为智能形成之源。脑与脏腑协同合作，共同掌控四肢百骸，于各脏器中发挥主导作用。《灵枢·海论》中明确记载："脑为髓之海，诸髓皆属于脑"。脑不仅拥有思维意识，还指挥周身脏器运行，而此皆受惠于脏腑气血之滋养，故唯脏腑健壮，阴阳相宜，气血充足，肾气气化合理，肺气肃降、宣发机能正常，脾气"散精"适宜，方可思维聪慧，反应敏捷；若非如此，则易反应缓慢、精神不振。

《医碥·头痛》中明确表述："头为清阳之分，外而六淫之邪气相侵，内而六府经脉之邪气上逆，皆能乱其清气。"源起六淫，外邪侵体，受起居不宜等相关因素影响，多属风邪；源起内伤，情志所伤，肝火旺盛，滋养不足，可诱发肝阳上亢，损伤清空；源于脾者，饮食不当，酗酒体胖，湿气凝聚，痰瘀由生，蒙蔽清空，滞堵清阳；源于外伤，跌倒摔疼，久病潜脉，气凝血结，脑络阻滞。以上病因，俱可使病邪侵于脑窍，进而表现出头疼、晕眩、健忘、昏睡、中风等相关症状。

欲祛除病邪，恢复脑窍之清醒，可采取祛痰、通窍、畅脉之施治方法。通窍法是一种借助清新芳香、补阳增气、祛湿祛风、畅气缓疲等药物升至脑窍而治愈诸多脑病的医治方法。"百病多由痰作祟"，痰随气之升降而运转，内至脏腑，外达肌肤筋骨，易引发诸多病症。痰浊上犯脑窍，终会形成脑病。痰浊还易挟其他外邪侵入脑窍，如风痰上扰、痰火旺盛、气滞痰阻等，故临证应予以灵活运用化痰通络之法。

三、久病多虚

因为脑病发病时间长，致病因素多样，病机各不相同，累及多个脏腑，病情差异程度较大，因此在临床诊治过程中切勿标本不分，甚至本末倒置，在明确病因的基础上，须辨明所累脏腑，分清标本虚实，虚则补之，实则泻之，以取得人体阴阳气血的整体平衡。针对不同症候特征，将辨病与辨证有机结合，方能屡获良效。

治疗脑病，必先补益正气、安其五脏，使“正气存内，邪不可干”，“五脏元真通畅，人即安和”。而补益正气、安其五脏，首当从脾胃求之。脾胃居中央，灌溉四旁，生命之生生不息正源于脾所化生的水谷精微的不断供养。《素问·生气通天论》中明确记载：“谨和五味，骨正筋柔，气血以流，腠理以密，如是则骨气以精，谨道如法，长有天命。”脾得健运，则气血阴阳调和，人自健康无病。注重养生之道者，能合理饮食，科学搭配五味，结合时节养脾健胃。但如果“以酒为浆，以妄为常，醉以入房”，易致脾气亏损，精气不足，脏腑失调，经络滞堵，久之“半百而衰也”。脾乃正气之本，脾利则正气足，仲景有云“四季脾旺不受邪”，李东垣亦明确表示“百病皆由脾胃衰而生”，“脾胃既和，谷气上升，春夏令行，故其人寿。”相反，“脾胃虚弱，阳气不能生长，是春夏之令不行，五脏之气不生”，则病证丛生。

中医学早就注意到脑病易复发，复发后病情会加重。如《东医宝鉴》就专门论及“风病须防再发”，其云：“风病虽愈必再发，再发则必重，常须服药以防之”。气衰形盛是脑病之基础，瘀血、痰浊是脑病的主要成因。脑病发生之后，致使脏腑功能更加紊乱，气血亏损，气虚不能运血畅行而生瘀，中气不足，不化津微而生痰，瘀血与痰浊又成为病理产物，交阻脑髓脉络而成为脑病复发的继发病因。例如脑病之中风发病以后，易发中风的体质基础没改变，顽痰死血不能尽除，潜伏于体内，更损其脏腑，耗其气血，正气愈虚、邪气渐盛，从而导致复发中风。因此，脑病急性期过后，更应注意饮食清淡，情绪稳定，避免诱因触动。同时要积极调理脾胃，使中气充足，血畅痰消，则病不再发。

因为大多数脑病患者需长期服药，因此治疗过程中要时时注意顾护脾胃，临证处方所取之药当药性平和，避免大寒大热、重补重泻，少用重浊厚味，以防滋腻碍胃。清泄肺胃郁热，可用黄芩、南沙参、金荞麦、蒲公英、白花蛇舌草等，少用大苦大寒之品，以防败胃。行气时可用理气而不伤阴之佛手、绿梅花等，忌用破气之品，以免香燥伤气。凡有纳谷不馨或腹胀便溏者，应先调其脾胃，俟脾胃调和再治其病。即便脾胃功能正常者，亦须时时顾护胃气。叶天士有云："谷少气衰，沉苦勿进"。如该病治疗中确需用苦寒或破气药物，可酌加大枣、山药等，以防苦寒败胃、香辛耗气。需大补气阴时，可酌加陈皮、砂仁等，以防补药碍胃，所谓"通补则宜，守补则谬"。在问诊中应注意询问患者的饮食、大便情况，借以了解其胃纳脾运正常与否。在处方中或参以陈皮、枳壳和中；或参以乌贼骨、凤凰衣护胃。诊后不忘交代患者饮食宜忌，切不可盲目进补，须知"胃以喜为补"，凡为胃喜之食物，一为身体需要，二是易于消化吸收，如此方能对患者有益。

四、兼见痰瘀

所谓"久病生瘀""怪病生痰""百病源自痰",李老认为,无论是瘀血还是浊痰,两者皆为诱发临床慢性疾病的重要因素,伴随脑病形成、恶化之全程,特别是在脑病中、晚期,瘀血与浊痰更加明显。起因包含多方面,比如情志抑郁、淫欲过度、饮食不调以及跌倒损伤等,不过其发病过程皆为损耗津液、气血,进而形成瘀血、浊痰。尽管瘀血与浊痰属于不同的病理产物,但两者皆源于气血、津液代谢失调,基于生理而言,津血源头相同、气息密切相关,进而形成因瘀生痰、因痰生瘀的共同致病模式,导致病情持续恶化。故瘀血、浊痰不仅能够单独致病,亦可同源致病。

从肝论治脑病

肝为厥阴风木之脏，禀水而生，其子为火，介于水火之间，而处阴阳之分，藏血而主疏泄，体柔而用刚。高巅之上，惟风可到，头为诸阳之首，位高气清，诸病邪中惟风火多上行于头。肝为刚脏，体阴用阳，喜条达而恶抑郁，郁则化火、生风，故肝病以阳亢及脑为多。

正因为肝体阴而用阳，其病理变化可寒可热，病情可虚可实，复杂多端，可引起诸多脑病的发生，如中风、眩晕、头痛等。肝主疏泄，基于肝之生理的两重性，其疏泄自有太过和不及两种状态。疏泄太过则木气横逆，上犯可见头昏目胀、眩晕耳鸣，下迫则为泻痢淋疝；肝气横乘脾胃则脘满腹痛、纳减呕恶；肝气窜络则可见周身痛无定处，乍作乍止；疏泄不及则为郁，表现为悒悒不乐，时时叹息，腹满纳少，胁下坚胀。

此外，尚有肝疏不稳，有时太过、有时不及，病人出现精神时躁时郁、大便时秘时泄的表现，如神经衰弱、更年期综合征患者，往往多易呈现两个极端。肝疏太过，气余化火，易出现情绪激动，狂躁易怒，多言不休，面红气粗，失寐而反精神不衰等兴奋状态；肝疏不及，气郁神伤，则可见情绪低沉，表情淡漠，沉默寡言，目光滞钝，嗜睡神惫等抑制状态。更有患者形体不衰，但感力乏神疲，却又夜不成眠；面红升火，心烦不宁，口干舌燥却又形寒畏冷，肢端不温；脉象忽疾忽徐，迟数无定；上身热燥如蒸，下肢寒凉如冰；女子经汛数月不至，有似血海枯涸，一旦来潮却又势涌如崩……种种病象，不胜枚举，此皆肝之为病也。

脑病亦可由肝郁引起，波及脑窍。早期阶段，肝郁占据主导地位；中期阶段，肝脑比重相当；后期阶段，脑病占据主导地位，并由最初肝病累及脑病之状态发展为彼此恶化之态。此外，情志因素（比如生活发生骤变）等亦可对脑产生直接影响，阻碍其协同合作，使得情志发生病变，还会对身体五脏产生间接影响。肝郁气化不运，又会阻碍五志正常化生，抑或形成不同的病理产物，比如瘀血或者痰浊，蒙蔽清窍，对脑的气化功能产生不良影响，进而导致相关情志疾病的产生。所以，肝郁早期，气滞占据主导地位，此时多伴有痰湿、肝火，此属实证；假以时日，则会由实转虚，对气血阴阳产生不利影响，进而诱发各类与脏腑相关的病症。古典书籍《类证治裁·郁症》中曾这样描述："七情内起之郁，始而伤气，继必及血，终乃成劳。"不过，在临床实践中，常同时存在虚证、实证，有些病人由于损耗气血、伤及脏腑，早期即显示为虚证。因此，临床实际中多虚实并存，且两者相参而成彼此因果。不过就病机而言，肝失通泄、脑神滋润不足为主要原因。

对于肝病之治法，历代医家立法繁多，当以王泰林治肝二十八法、李冠仙治肝十法最负盛名。李老承师门之训，继以疏（疏泄、条达)、抑(平抑、潜镇)、清(清泄、凉血)、养(滋柔、温养)四法统之,删繁就简,纲举目张。兹以眩晕为例略而述之:眩晕除表现头晕不适外,另多见心悸失眠、烦躁易怒、多食易饥、眼突手颤,多属肝疏太过,肝阳上亢肝心火旺,气火交并,治以清泄潜镇,常用药物有桑叶、丹皮、白蒺藜、夏枯草、莲子心、栀子、龟板、牡蛎、珍珠母、石决明等;亦可表现为头晕不适伴形寒肢冷、少气懒言、默默不语,盖为肝气不足,疏泄不及,阳气失敷所致,治当补益肝气。《素问・脏气法时论》提出:“肝欲散,急食辛以散之”,《难经》提出:“损其肝者,缓其中”,《金匮要略・脏腑经络先后病脉证第一》中曾明确表示:“夫肝之病,补用酸,助用焦苦,益以甘味之药以调之”,可见补肝气以酸甘温养之品为多,常用药物有黄芪、太子参、白术、山药、熟地黄、山茱萸、枸杞子、酸枣仁、白芍、木瓜、五味子、肉桂、菟丝子、仙灵脾、巴戟天、肉苁蓉、制首乌等。

临床最常见“疏肝”一法,疏,乃疏泄、调畅、爽达之意。疏肝法适用于肝气郁结,气机不调,肝气横逆,肝气窜络等证,包括疏肝、调肝、达肝诸法,这是宗《内经》“木郁达之”的精神,以辛疏之剂促进肝的疏泄,调达气机,解郁散结。常用药物有柴胡、青皮、香附、郁金之类。疏肝药物皆有理气的作用,但过量可能伤阴,所以古有“柴胡劫肝阴”之说,用量应少。肝气郁结,因其部位不同,用药应有一定的选择。疏上焦之气,可用木蝴蝶、苏梗、桔梗、白蒺藜;疏中焦之气,可用香附、佛手、娑罗子;疏理下焦之气,可予以乌药、茴香。肝气逆于上者,疏而兼降,用沉香、苏子、刀豆壳；肝气郁滞于下者，可疏而兼升，用柴胡、防风；肝气郁结伴有硬块的，应予八月札、夏枯草、铁树叶、贝母等佐以软坚散结；肝气郁结而致血瘀血滞者，可用玫瑰花、泽兰等兼以解郁化瘀。肝郁夹寒者，加吴萸；夹热，用川楝子、丹皮；夹痰，加陈皮、半夏。凡用疏肝药物，如果担心其耗气伤阴，可加芍药，此谓“放中有收、开中有合”也。

从心论治脑病

脑与心的关系，主要表现在血液的运行调节和神志两方面。心主一身之血脉，四肢百骸、诸官窍（包括脑），均需要血液的濡养。脑为人体最高主宰、元神之府，主神志，脑主神明和心主血脉间功能和物质的联系，赖络脉得以联络沟通。明《人镜经》中述："每节两向皆有西络一道，内连腹中，与心肺系，五脏通"，说明脑和心之间有络脉直接联属。

首先，在血液的运行调节方面，心气推动血液通过脉管运行至脑，以发挥其温润、濡养作用，脑方能正常发挥其调节血液运行之功能。心主血脉的功能失常，主要表现在心气不足、推血无力，心血亏虚、脉道不充和心血瘀阻、血脉运行不畅等方面，导致心不主神明的病证，即可出现精神意识思维的异常。有的表现为心神不足的精神萎顿、神思衰弱、反应迟钝、健忘、迷蒙多睡；或表现为神明被扰的心神不宁、失眠多梦，甚则精神错乱、狂躁妄言、谵语、昏迷等。《素问·脉要精微论》里说："衣被不敛、言语善恶，不避亲疏者，此神明之乱也"。另一方面，脑之神明伤，可累及于心。脑为元神之府，具有调节心主血脉之功能。脑的调节功能失常，就会出现心血不足、心血瘀阻等证；若心血不足或心气不足，不能推动血液运行至脑，脑失所养，则可出现头晕、耳鸣等症。

其次，在神志方面，人的精神、意识、思维是大脑的生理活动，而心主血脉的功能正常，脑部的血液供应充足，神志活动才能发挥出来。故《素问·八正神明论》说“血气者，人之神”，《灵枢·营卫生会》又说：“血者，神气也。”当心气旺盛、心血充盈时，神志活动正常而精力充沛、思维敏锐、反应灵活。若血气衰少、血行迟缓，则可出现神疲、萎靡，甚则神昏、谵语等神志的异常。另一方面，人的精神、意识、思维活动的异常，亦能反作用于气血的运行。如明·李梴《医学入门·心脏》中说：“神者，血气所化，生之本也。万物由之盛长，不着色象，谓无复存。主宰万事万物，虚灵不昧者是也。然形神亦恒相因，凡心之病，皆由忧愁思虑而后邪得以入之。”所以脑病亦能影响气血运行，进而影响其他脏腑的功能。

从脾论治脑病

脾胃为“后天之本”，与脑联系紧密。《内经》中提出：“悍气上冲头者，循咽，上走空窍，循眼系，入络脑。”借助经络脉道，脾胃把水谷转化为气血精微输送至“高巅”以促脑神，使其充分彰显其“主神明”之效。《内经》中还指出：“神者，水谷之精气也”，明确指出了脾与脑的神志活动之间的紧密联系。神志功能活动需以气血为载体而进行，需要丰裕的脑髓，而此主要取决于脏腑机能。所有脏腑的活动皆和脾胃的健康生理活动密切相关。

由于脾胃和脑在生理上有着极其密切的关系，因此脾胃功能失调就会影响脑的功能。众所周知，脑系疾病多发于中老年人，为临床常见慢性病，受到当今社会的广泛关注。中老年人脾胃渐虚，无力运化水谷，气血乏源，不能上荣头目；后天之本匮乏，后天之精无以化生，无法填补先天，导致脑髓空虚，神机失用而引起痴呆、健忘、眩晕、中风等。若脾胃运化失司，湿聚成痰，受气机变化影响而升降失常，于内涉及脏腑组织，于外遍布筋骨肌肤，人体全身无一幸免，痰湿充盈于脑，拥堵清窍，发为诸病。若脾胃统血无力，血溢脉外而成离经之瘀血，瘀血阻窍，清窍受蒙，发为诸病；阻滞于经络，则使脑气和脏气分隔，无论是五脏之精华——血，还是六脏之清阳——气，皆无以上充脑，亦可发为诸病。

因此，脾胃在脑病的发病中有着至关重要的作用，通过调理脾脏以养他脏，充养后天而补益先天，充精养髓，可以杜绝痰、瘀等病理因素的产生，而达到健脾醒脑的作用。

从肺论治脑病

肺位于胸腔，左右各一，主要生理功能为：主气，司呼吸，主宣发肃降，通调水道，朝百脉而主治节，外合皮毛，开窍于鼻，为魄之处，气之主，五行属金，在志为忧，在液为涕。

肺主气，司呼吸，吸入自然界的清气，呼出体内的浊气，实现体内外的气体交换，通过不断地吸清呼浊，吐故纳新，促进气的生成，调节气的升降出入运动，从而保证人体新陈代谢的正常进行。当肺的功能正常时，气机升降出入正常，保证了脑的需求。若肺气虚弱，呼吸不利，可出现两目无神、头痛、头昏等症，甚者出现两耳不闻、两目不视、神昏谵语、不省人事等危重症候。

肺对脑有支持供养的作用，脑对肺则有一定的支配作用，如人的呼吸，可有其自主性，经脑可有目的地增快或减慢肺呼吸节律。

肺藏魄。所谓“魄”，也是精神意识活动的一部分。《灵枢·本神》说：“并精而出入者谓之魄”，《左传·昭公七年》说：“人生始化为魄”，杜预注之为：“魄，形也”。魄的功能作用如张景岳在《类经·藏象类》中所述的：“魄之为用，能动能作，痛痒由之觉也”。因此，魄可指人体对外界的感觉功能和反应能力，属于本能的感觉和动作。魄之所以归属于肺，是由于肺主皮毛，而外界的感觉和反应需要通过皮毛来实现。例如临床上脑部受外伤后，不少患者出现肢体功能障碍，皮肤麻木不仁、感觉迟钝，肺主气及皮毛的功能异常，可以从肺进行论治。再如，对肺开窍于鼻、主嗅觉之论，《内经》中有明确记载，如《灵枢·脉度》中所谓“肺气通于鼻，肺和则鼻能知香臭矣”。鼻于肺是身体于外界气体交换的通道，当外感风寒时，鼻塞不通、不闻香臭，是由于气道不通的原因，这种情况下，可用理肺的方法来治疗。对外界的味觉的感受亦是脑的功能，是脑通过肺主呼吸而感受的，脑对此具有分析判断能力。现代医学也发现，嗅觉减退是帕金森病首发症状。

气味医学也是一门新生学科，不同气味可以给人们带来不同的感受，大脑内神经递质亦会发生变化，可以辅助部分疾病治疗，比如焦虑患者、抑郁患者等。

从肾论治脑病

在结构组成上，肾与脑是有关联的。脑位于巅顶头颅之中，而肾处于腹腔之中，但人体的经络系统把两者紧密连接在一起，如“足少阴经……其直着，从巅入络脑，下项挟脊抵腰中”。《三因极一病证方论》中论述头是体内诸阳汇集的地方，是诸神明汇集的地方。《灵枢・大惑》中论述：“五脏六腑之精气，皆上注于目而为之精……上属于脑。”

在功能上，肾功能与脑功能关系尤为密切。脑位于头颅之内，乃髓汇集之处，为髓之海。王清任在《医林改错・脑髓说》中云：“精质之清者，化而为髓，由脊骨上行入脑，名曰脑髓”。脑髓是通过肾精化生，充分保障大脑的生理活动。人体精神思维意识的存在以及各种运动和感觉，都要依靠肾精。《中国医药汇海》中所说：“人之才力均出于脑，而脑髓实由肾主之。肾生精，髓生骨……即输精入脑之所。人只知脑力足则才智精力从生，而不知所以生者在肾……，脑髓生于肾精”。脑和肾有关，指的是肾的物质精微对脑胚胎时期的形成、后来的发育运转及后期的滋养发挥重要作用。脑与肾的关系主要体现在髓的化生、贮藏方面。

很多医家认为中风辨证论治当从补肾方面考虑，刘完素提出“肾水虚衰”理论，他拟制地黄饮子来治疗中风，也成为经典方。

肾精不足，髓海失养，从而形成髓海不足的病理变化。《素问·逆调论》曰：“肾不生则髓不能满”。髓不足者力不强，精不足者智不多。《妇人大全良方》中说：“肾主髓，而脑为髓海；肾气不成，则脑髓不足，不能结成，故头颅开解。”王清任在《医林改错》中说：“年高无记性者，脑髓渐空也。”《灵枢·海论》指出：“髓海不足，则脑转耳鸣，胫酸眩冒，目无所见，懈怠安卧。”这些都论述了肾精不足可以导致脑髓不足，从而使脑的神机失用。临床上，中风患者多久病卧床，病久及肾，肾精暗耗。

现代医学认为，肾的生理功能主要是排泄代谢产物，调节水和电解质紊乱以及酸碱平衡，维持机体内环境稳定。肾小球疾病常常伴随高血压，持续存在的高血压是加速肾功能恶化的重要原因。对于肾脏疾病来说，降压治疗至关重要。高血压又是动脉粥样硬化的最大危险因素，也是脑出血和脑梗死的最常见原因。降压治疗可以说贯穿在肾脏疾病和脑血管疾病的始末，有效的血压管理可以防治脑肾疾病。卒中时，不管是脑出血还是脑梗死，脑内组织都会有水肿现象发生，而肾脏又是全身上下体液调节最大的脏器，积极减轻卒中时梗死灶周边的水肿，能有效挽救更多的神经功能。

从经络论治脑病

六经辨证以六经所系经络、脏腑的生理病理为基础，对患者临床症状进行综合归纳和辨证论治。六经辨证的应用不限于外感时病，也可用于内伤杂病，尤其是脑病。

太阳主表，为诸经之藩篱，太阳经脉循行于项背，统摄营卫之气。太阳之腑为膀胱，贮藏水液，经气化而排出则为小便。风寒侵袭人体，多先伤及体表，正邪抗争于肌表浅层所表现的证候，即为太阳经证；若太阳经证不愈，病邪循经入腑，而出现太阳腑证。太阳经证之头痛、肢体僵硬及疼痛、汗出异常则为脑病中脑血管疾病、帕金森病、焦虑抑郁状态等疾病的常见临床表现；太阳腑证之发热恶寒、小便不利则为脑病中脊髓炎、格林巴利综合征等疾病的常见临床表现。

阳明病证主要表现为阳热亢盛、胃肠燥热的症候。阳明病的主要病机是“胃家实”。中风中脏腑之闭证出现神昏不识、发热、口臭、便秘等，均属于这一经的症状。头痛、眩晕、失眠等有胃热之症者，皆可从阳明病证论治。

少阳病证是指邪犯少阳胆腑，枢机不运，经气不利，以寒热往来、胸胁苦满等为主要表现的证候。中风病急性期以少阳病或阳明病为主要表现，并以少阳阳明合病为最常见，这是由中风病本身的发病特点决定的。从病因病机的角度分析，中风之成因，以风、痰、瘀为主要证候要素，多责之于内风旋动，挟痰瘀阻滞脑脉，或络破血溢而为病。就病性而言，以阳、热、实证为主；就病位来讲，中风病乃脑髓神窍之疾患，通常归于内伤杂病之范畴，伴随外感表证者少见，故病位多属于里或半表半里。以六经辨之，则为半表半里阳证之少阳病，或里阳证之阳明病。从临床表现的角度分析，中风发病前患者常伴有头晕耳鸣、口苦口干等少阳郁热的表现，及发病之时，或见“口苦，咽干，目眩”，或见“心烦喜呕”“嘿嘿不欲饮食”，少阳之象更显。许多人尚伴有明显的困倦、欲睡，与《伤寒论》第 37 条“脉浮细而嗜卧”的描述类似，此乃“血弱，气尽”，正邪纷争于半表半里之阳位的表现，所谓“嗜卧者，病邪侵及内脏，令人身乏神倦”。若病情波及阳明，出现口臭、汗出、大便不通之阳明里实的表现，则系阳明病，或少阳阳明合病。

太阴病证是指脾阳虚弱，寒湿内生，以腹满而痛、不欲食、腹泻等为主要表现的虚寒证候。

少阴病证是指全身阴阳衰惫，以“脉微细、但欲寐”为主要表现的证候。《伤寒论》少阴病的提纲为“少阴之为病，脉微细，但欲寐也”。少阴属心、肾两脏，心主血脉，属火，是阳中之阳；肾藏精，主水，是阴中之阴。阳气衰微，鼓脉无力，所以表现为脉微；阴血不足，脉道空虚，不充盈，则出现脉细。心虚神不充则精神萎靡，肾虚精不足则倦怠乏力，因此患者呈似睡非睡、闭目倦怠、精神恍惚的衰弱表现。少阴病的本质就是心肾虚衰，水火两虚。手少阴心经属火，主藏神，主血脉，为一身之主；足少阴肾经属水，主藏精，主水液，为先天之本。所以少阴心肾对人体的生命起着至关重要的作用。心在上、肾居下，且心肾同属少阴，心火下蛰以暖肾水，使肾水不寒；肾水上济于心，以制心火，使心火不亢，心肾相交，水火相济，则人体阴阳平衡、气血调和。少阴病是以心肾虚衰、水火不交为主的疾病。少阴病有寒化和热化之别：心火衰微不能下行以暖肾水则从寒化，寒化就是在少阴病本证基础上以神疲淡漠、四肢厥冷、极度疲乏为主要临床表现；肾水不能上济制约心火则从热化，热化是在少阴本证基础上出现以烦躁、不寐、口燥咽干为主要临床表现。痴呆是以呆、傻、愚、笨为主要临床表现的神志疾病，其病变脏腑与心肾密切相关。轻者表现为健忘、记忆力下降、神情淡漠、寡言少语、反应迟钝；重者可见终日不语，或闭门独居，或口中喃喃，或言辞颠倒，或举动不经，或易激易怒，或狂躁多言，或不欲饮食，或亲友不辨等。以上症状，若从气血阴阳来看，辨证可能截然不同，然而从六经少阴病来看，上述症状均是少阴证寒化和热化的表现。

厥阴病表现为阴阳对峙、寒热交错的证候，为六经之末，多由他经传变而来。眩晕、头痛、失眠等表现多为阴虚阳亢，但临床反复发作的患者病机多寒热错杂、阴阳交错，这时可从厥阴病证论治。

从痰瘀论治脑病

脾失健运，过食肥甘厚腻，致使脾胃受伤，脾失运化，痰浊内生，郁久化热，痰热互结，壅滞经脉，上蒙清窍；或素体肝旺，气机郁结，克伐脾土，痰浊内生；或肝郁化火，烁津成痰，痰瘀互结，携风阳之邪，窜扰经脉，发为脑病。此即《丹溪心法·中风》中所谓“湿土生痰，痰生热，热生风也”。饮食不节，脾失健运，气血生化无源，气血精微衰少，脑脉失养，再加之情志过极、劳倦过度等诱因，使气血逆乱，脑之神明不用，而发为中风。

痰之为病，无处不在，胸膈、胃肠、心脑、经络、四肢皆可有之。化痰法就是通过消除痰饮而治疗由痰引起的各类病证。由于痰饮停留的部位不同，兼夹的邪气也不尽相同。痰随气而升降，气壅则痰聚，气顺则痰清，津液不运化，聚而为饮，无处不至，无病不有，无症不见，故有“怪病多起于痰”。若痰凝经络，则肢体麻木、废痿不遂；痰凝脑脏，则神志被蒙、神昏窍闭；若痰滞五脏，则五神受扰。所以治痰醒脑，实不可缺。几乎所有神经系统病证都有本法应用的机会。

若风寒湿邪夹痰而留滞经络，见肢体筋脉挛痛，关节屈伸不利，或中风，手足、肩臂不举等，可用小活络丹以化痰通络、祛风胜邪。若中风瘫痪、痰厥而正气虚弱，可用通络化痰佐以扶正的大活络丹。

瘀血既是脑病的病理产物，又是导致脑病的原因。气虚、气滞、血热、血寒等均可使血行不畅而瘀滞于脉内或溢于脉外形成瘀血，瘀积不行，阻于脉络，清窍闭塞而发为脑病；再者，瘀血即成，便又形成一种新的致病因素而使血瘀加重，形成一种恶性循环而引起或加重多种脑病。其临床表现多样，常见头痛、眩晕、中风、癫证、狂证、痫证、不寐、痴呆等，包括现代医学之神经血管性头痛、紧张性头痛、帕金森病、外伤性头痛、短暂性脑缺血发作、脑梗死、脑出血、蛛网膜下腔出血、脑动脉硬化症、脑积水、脑性瘫痪、脑震荡、颅脑肿瘤、脑脓肿、小舞蹈病、精神分裂症、癫痫、阿尔茨海默病、脑炎等多种疾病。

活血化瘀法属中医传统八法中消法的范畴，是指运用多种方法，通过畅通血脉，促进血行，以达到消除血液瘀滞目的的一种治疗方法。活血化瘀法通过通利血脉、促进血行、消除污浊、消散瘀血，恢复血液的正常运行而发挥功能，从而达到治疗脑病的目的。现代药理学研究表明，活血化瘀法具有改善血流动力学、改善血液流变学、抗血栓形成、改善微循环、镇痛、抗炎抗菌以及调节免疫功能等作用，部分活血化瘀中药尚有降压、利尿、降低胆固醇、兴奋或抑制平滑肌收缩、调节内分泌功能等的作用。临床可根据致瘀原因、瘀滞程度及部位等的不同，采用不同的配伍方法，如理气活血、益气活血、温经活血、破血逐瘀、通窍活血、活血解毒、活血利水等。

六经论治头痛

太阳头痛，《伤寒论》中云："太阳之为病，脉浮，头项强痛而恶寒"。太阳主一身之表，邪客太阳经脉，逐于风府，挟背抵腰，经脉不畅，故其头痛特点多为胀痛（紧束痛），以头项强痛为著，或伴有寒热、肢楚等表证。**阳明头痛**，《灵枢·经脉》中云："胃足阳明之脉，起于鼻之交頞中，旁纳太阳之脉，下循鼻外，入上齿中，还出挟口环唇，下交承浆，却循颐后下廉，出大迎，循颊车，上耳前，过客主人，循发际，至额颅。"其部位多以前额、面颊及眉棱骨处疼（胀）痛为特点，致病因素多是外感热邪，症见头中（前额或眉陵骨）热（胀）痛，面赤烦渴喜冷饮，舌红苔黄脉洪大。**少阳头痛**，《灵枢·厥病》中云："厥头痛，头痛甚，耳前后脉涌有热"，《灵枢·经脉》中云："伤寒，脉弦细，头痛发热者，属少阳。"因邪袭半表半里，亦或因太阳表证失治邪入少阳，致胆火上扰，塞滞经脉而成，头痛以两侧及耳后为著，多见抽掣样痛，多伴往来寒热、心烦喜呕、默默不欲饮食、口苦咽干脉弦。**太阴头痛**，《灵枢·经脉》中云："脾足太阴之脉……入腹属脾络胃，上膈，夹咽，连舌本，散舌下。"太阴头痛者，病在足太阴脾经，其人多形体丰腴，或嗜肥甘厚味，致脾土运化受阻，痰湿内生，一则阻遏清窍，二则脾不布精。其发病多以痰多、善忘、痛无定处为特点。**少阴头痛**，张景岳云：“少阴头痛，三阴三阳经气不流行而足寒气逆，为寒厥。”《灵枢·厥病》中云：“厥头痛，贞贞头重而痛。”肾阴肾阳为一身阴阳之本，诸脉经气得阳则运、得阴则滞，肾阳不足，阴盛于内，经气滞而不行则寒气伏经，上逆于脑，故其头痛常有拘紧收引之感，肢冷蜷卧，遇冷加重。精血同源，肾阴不足则精血乏源，少阴之精不得上承于脑，脑络失养遂发为头痛，多以空痛为主。**厥阴头痛**，《灵枢·厥病》有云：“厥头痛，头脉痛，心悲善泣……后调足厥阴”。其病在足厥阴经，因其与督脉会于头部，若感寒邪，袭于厥阴，厥阴肝经受寒凝滞，阳气不得舒宣，致浊阴上逆，袭扰清窍，可见其痛在巅顶，常伴情绪变化，并可见干呕、吐涎沫、肢厥等症。

遣方用药以芎芍蝎甘汤为基础方，六经辨证为法。太阳头痛，宜川芎、蔓荆子、羌活之类；少阳头痛，宜柴胡、黄芩；阳明头痛，宜葛根、白芷、石膏之属；太阴头痛必有痰，宜苍术、半夏、南星；少阴头痛，宜细辛；厥阴头痛，宜吴茱萸。随经加减。

论治高血压

原发性高血压除出现头晕头痛外，临床症状复杂多变，患者多就诊于心脏科、脑科、消化科、内分泌科等诸多科室。传统观念认为原发性高血压主要与肝肾两脏有关，病人素体阴阳失衡，气血脏腑功能失调是发病的根本。实际临床中其主要病位在于肝、肾、心、脑，病机特点为本虚标实，阴阳失调为本，风、火、痰、瘀为标。从症状上看，表现为上实下虚，上实多因肝风、肝火上扰，气血逆乱；下虚多为肾阴亏虚，水不涵木，而致肝阳偏亢。当代医家对于原发性高血压的治法的探讨虽多，多以平肝补肾为治，以补益肝肾、调和气血和平肝降气、熄风泻火为主。曾有医家提出健脑安神法者，其健脑之治，用药多以补肾柔肝之品，其治仍不离肝肾。

一、病机分析

高血压疾病病程较长，病机变化出入，不能机械地套用证型，应进行分期论治。按病程划分，高血压病可分为初期、中期、后期三期。初期常肝失疏泄，导致肝气郁结，肝火上炎，肝阳上亢，甚至肝风内动，病理变化过程以实为主，病位在肝，临证可分别采用疏肝、清肝、凉肝法；高血压病发展至中期，常可出现本虚标实，阴虚阳亢的病理变化，治宜肝肾兼顾，可予滋阴潜阳法和滋阴息风法；发展至后期，久病由肝及肾、由实转虚，出现以肾虚为主之证，在辨治中可根据偏阴虚、偏阳虚和阴阳两虚的不同，分别采用滋阴补肾、温阳益肾、阴阳双补法。

对于高血压的中医认识，常有一个误区，即把高血压与肝阳上亢等同起来，认为治疗高血压就是要平肝潜阳，总是天麻钩藤饮之类加减治之，结果运用中医药治疗高血压不仅血压降不下来，临床症状也得不到很好改善。其实高血压病的发生发展，主要与脏腑阴阳失调、制约关系失常有关，但不一定都是肝阳上亢，肝阳上亢也不一定就是高血压病。肝阳上亢只是高血压病一个常见证型，高血压病还有其他几个证型，如风痰上扰、气血亏虚、痰湿中阻等等。

二、治疗经验

高血压患者，除表现头痛或头晕外，常有不少兼证，如失眠多梦、便秘、下肢水肿、小便不利等，常与高血压相互为患，兼证不解，虽降压药对症，其效也不显。如兼失眠多梦，宜加茯神、酸枣仁、柏子仁等，但失眠形成有多种原因，若用安神镇静不效者，更当究其因而治之，睡眠改善后血压才能降下来。若合并糖尿病血糖高，要同时兼顾降血糖，如此方能提高降压效果。

治疗高血压不可操之过急，因本病多是渐积而来，祛病如抽丝，需要逐步认识，连续观察，深入治疗，故李老在诊治过程中强调要注意守法守方，坚持一段时间，以观后效。有些主要药物的药量宜稍加重并注意用法，如钩藤不但药量较大，而且注意煎药时一定要后下，久煎则效果不好；石决明、龙骨、牡蛎、磁石等需重用，并要先下。

现代药理研究证实具有降压作用的中草药颇多，如钩藤、甘菊、野菊花、山栀、黄芩、夏枯草、白蒺藜、葛根、泽泻、决明子、桑枝、枸杞子、丹参、青木香、罗布麻叶、牛膝、仙灵脾、茯苓、锦鸡儿、桑寄生、杜仲等，临床可酌情选用，单味药应用往往少效，若能结合，疗效则佳。

高血压病的治疗不能排斥西药，临床上要根据不同类型的高血压病，针对不同的患者，选用合适的降压药。对血压较高者，速给西药降压药，并予日常维持，同时辨证施治内服汤药，有效地控制血压，防止血压控制不良导致各种并发症的产生，甚至脑梗死、脑出血、心肌梗死等危象的出现。

论治冠心病

冠心病相当于中医所说的“胸痹”，是以胸部闷痛，甚则胸痛彻背，短气，喘息不得卧为主症的一种闭证。轻者仅感胸闷如窒，呼吸欠畅；重者，胸痛彻背，背痛彻心，伴有肢冷汗出，喘不得卧，唇青肢厥等。

一、常用五法

（1）通阳宣痹法，常用瓜蒌薤白半夏汤、枳实薤白桂枝汤、酸枣仁汤等方加减。

（2）补气养血法，常用炙甘草汤、生脉散、当归补血汤、当归芍药散等加减。

（3）扶阳抑阴法，常用薏苡附子散、四逆汤、附子汤等加减。

（4）活血行水法，常用真武汤、当归芍药散等加减。

（5）补肾养肝法，常用杞菊地黄汤、肾气丸、天麻钩藤饮等加减。

二、常用中药

（1）心气不足：党参、黄精、黄芪、山药；

（2）气阴两虚：太子参、麦冬、五味子、生地；

（3）气阳两虚：党参、黄芪、仙灵脾、附子；

（4）肝肾两虚：枸杞、女贞子、旱莲草、首乌；

（5）阴虚阳亢：生地、珍珠母、钩藤；

（6）血瘀气滞：丹参、益母草、郁金、旋覆梗；

（7）痰瘀交阻：丹参、郁金、半夏、陈皮、益母草、茯苓；

（8）痰浊壅塞：瓜蒌、陈皮、半夏、桂枝、薤白。

三、经验方“胸痹汤”

【组成】全瓜蒌 30 g，桂枝 10 g，法半夏 10 g，红花 10 g，鬼箭羽 10 g，枳实 10 g，川芎 10 g，地鳖虫 5 g，延胡索 10 g。

【功用】通阳宣痹，化痰通络。

【主治】痰饮痹阻，气滞血瘀，胸阳失展之胸痹。

【随证加减】

（1）胃气胀满，嗳气或干呕者，加橘皮、枳实、生姜。

（2）动则气短，心悸、胸闷、气塞者，加茯苓杏仁甘草汤加减。

（3）心悸脉数者，加生脉散、炒酸枣仁、龙骨、牡蛎、当归等。

（4）脉结代，心动悸者，加炙甘草汤。

(5) 头昏者,合天麻钩藤饮、杞菊地黄丸等加减。

(6) 虚象明显者,加黄芪、当归、党参等。

(7) 腹胀满,肠有积气者,加厚朴、枳实等。

(8) 阳虚浮肿者,加真武汤加减等。

四、诊治冠心病的经验要点

1. 扶正祛邪应兼顾

临床中所见之心痛患者,多表现为阴阳气血亏虚,故治疗本病应以扶正为主,使正气日充,则正能抗邪。在扶正的基础上,再加祛邪之品,则祛邪而不致伤正,使患者的体质不断增强,病邪渐去,疼痛亦由是而缓解。祛邪亦当顾正,适可而止,切不可屡攻屡逐,否则必将导致正愈虚而邪愈实,给后期治疗造成困难。特别是对日久心痛的治疗更应注意扶持阴阳气血,纵然有瘀血、痰浊,亦应慎重处理。祛痰不宜用峻剂,方用温胆汤、瓜蒌薤白半夏汤之类即可;逐瘀不宜用猛品,药用丹参、当归、郁金、鸡血藤之类即可。

2. 补阴顾阳,补阳护阴

心痛多为久病阴阳两损之证,在病变的发展过程中,有的以阴虚为主,有的以阳虚为主,由于阴阳互根,如见以阴虚为主者,单纯补阴而不顾阳,则必导致阴盛阳衰;如见以阳虚为主者,单纯补阳而不护阴，则终必导致阳亢阴虚。故用药中要采取“补阴顾阳，补阳护阴”的方法，选用阴阳兼顾的药物，才能使阴阳逐渐归于平和，病情由是而缓解。

3. 补中兼通，通而勿耗

疏通之中则应多选通而不耗正气之药，如丹皮、瓜蒌、茯苓、茯神、泽泻等，其他如广木香、郁金、厚朴、香附等亦可选用。至于薤白、石菖蒲、桂枝等，温通之力较强，则用量宜轻。

4. 治心注意燮理它脏

心有病可以影响到其他脏腑，其他脏腑有病也可以影响心，故临床上心痛往往都伴有其他脏腑的病变。李老主张治疗心痛时要有整体观念，注意燮理诸脏。治疗心痛同时常兼治肝、肾，而尤以兼治肾脏为多，李老认为对久患心痛病者治肾更为必要，指出古人有“欲养心阴，必滋肾阴；欲温心阳，必助肾阳”之说，确为经验之谈。

5. 行气活血贯穿始终

李老认为人之有生，贵在气血流通，所以冠心病无论属虚属实，均需配合运用行气活血药。常用药有丹参、益母草、郁金、旋覆梗、赤芍、川芎等。丹参专入心经与心包经，不论寒热虚实都可以用，并无禁忌。郁金配旋覆梗，以行气宽胸为长；川芎合赤芍，以活血止痛为优。益母草一味，养血而不滞瘀血，行血而不伤新血，又有降压利水之功，在冠心病伴见血压高时尤宜。胸痛较甚或心绞痛频发者，常加红花。对心绞痛发作病程历久，或心衰病人因血流受阻，引起心源性肝肿大或肝硬化者，则加配三棱、莪术两药。关于三棱、莪术两药的性能，李老推崇张锡纯之说，认为用于疼痛和瘀血癥瘕，“性非猛烈而建功甚速”，只要配伍恰当，用之并无流弊。

论治高脂血症

高脂血症是脂质代谢紊乱性疾病之一。高脂血症是冠心病的危险因素,防治冠心病、动脉硬化,必须预防和治疗高脂血症。

李老认为高脂血症为本虚标实证。本,主要指脾、肾、肝三脏虚损;标,主要指痰浊和瘀血。临床多表现为肥胖,胸闷,胸痛,气短,心悸,眩晕,浮肿,中风偏瘫,肢体麻木,神疲乏力,舌胖大有齿痕或舌暗滞,舌苔薄腻或黄腻或无苔或少苔,脉缓或滑或细无力。

李老根据高脂血症的特点,将常用治法具体分为活血化瘀法、祛痰化浊法、通腑降浊法、益气健脾法、温补肾阳法、滋阴养血法、疏肝利胆法、利湿清热法、清热解毒法九种。

一、活血化瘀法

李老认为,高脂血症属瘀血证,为"污秽之血",多见于冠心病、动脉硬化等病。临床上常用的活血化瘀降脂药物有:丹参、红花、三七、川芎、没药、五灵脂、蒲黄、赤芍、鸡血藤、莪术、元胡、刘寄奴等,尤其重视丹参的应用,正如《妇人明理论》说:"一味丹参,功同四物,能补血活血”。临证时必须根据高脂血症所见疾病表现和患者体质以及各型高脂血症的不同情况,结合药物的性味,进行辨证辨病用药。如见情志抑郁,肝气郁结导致气滞血瘀者,在使用活血化瘀降脂药的同时,应适当加入降香、檀香等行气药物,以增强其活血化瘀之力。如见气虚血瘀者,就必须配伍党参、灵芝等补气降脂之品,以益气推动血液运行,达到益气化瘀降脂的目的。

二、祛痰化浊法

常用祛痰化浊药物有:陈皮、半夏、菖蒲、瓜蒌、茯苓、昆布等。朱丹溪强调化痰要行气,认为气结则痰生,气畅则痰消,因此,李老在治疗痰浊型高脂血症时,常在祛痰药中佐以行气之品,如橘皮、白芥子、檀香、降香等。痰瘀同源,化痰降脂时也多佐活血通痹之品,如刘寄奴、丹参、红花、川芎等。湿聚生痰,祛痰化浊降脂时常佐用梧桐叶、徐长卿、泽泻等利湿之物。痰郁化热,还应佐以清热解毒之品,如瓜蒌、黄芩、大黄、虎杖等。总之,在使用祛痰化浊药时,应根据病情和兼证,辨证选用。

三、通腑降浊法

常用通腑降浊中药有:大黄、决明子、首乌、虎杖、枳实、当归等。但临证必须辨证施治,要根据体质和病机的不同,区分寒热、虚实。饮酒过多,过食肥甘者,可选大黄等清热通便降浊;或情志不畅,忧愁思虑过度而致气机郁滞,肠胃通降失常者,可用陈皮、柴胡等理气降浊；或年高肾阳不足，温煦无权致便秘者，可用冬虫夏草、补骨脂、仙灵脾、杜仲等温肾降浊，用肉苁蓉等温肾通便。

四、益气健脾法

脾为气血生化之源，气虚则无力运化精微，聚集成浊，所以宜益气健脾，化精微为精气，化水湿为津液，升清降浊，清浊分明。常用益气健脾中药有：党参、黄芪、白术、山药、黄精、茯苓、泽泻等。

五、温补肾阳法

高血脂为血中之痰浊，而“痰之本无不在肾”，此与肾主水液有直接关系。肾阳不足，水液代谢功能异常，水湿停留，则为饮为痰，痰饮内生，变为浊脂壅遏脉道。治宜温补肾阳健脾助运以泄浊。常用的温补肾阳降脂药物有冬虫夏草、淫羊藿、补骨脂、骨碎补、枸杞子、金樱子、菟丝子、巴戟天等。脾肾阳虚，互相影响，痰湿内生，体内代谢发生紊乱，可促使高脂血症之形成，故在温补肾阳同时要注意脾阳，如有脾阳不足的表现，应在温补肾阳之中加入温脾健脾之药，如干姜、白术、茯苓、肉蔻等。

六、滋阴养血法

高脂血症临床表现为阴虚血少者，以肝肾阴虚为主，治宜养阴生津化浊。常用熟地黄、枸杞子、柏子仁、桑寄生、石斛、麦冬等，佐用葛根、山楂、泽泻降脂，标本同治。如阴虚阳亢，可佐以石决明、珍珠母、菊花、罗布麻等平肝之品。

七、疏肝利胆法

肝气疏泄调畅，胆腑泌输胆汁，方能净浊化脂，现代医学也认为胆固醇通过胆汁酸盐的形式排入肠中。舒肝利胆是治疗高脂血症的重要方法之一。临床常用药物有：柴胡、茵陈、决明子、郁金等。如为湿热者，宜清利湿热以舒肝利胆，可重用茵陈配伍大黄、虎杖；如为肝阴不足者，宜滋阴养肝以舒肝利胆，可重用枸杞子、桑寄生，配伍决明子、菊花；如气滞血瘀者，宜行气活血疏肝利胆，可重用丹参、郁金、当归、三棱、莪术，佐以青皮、川楝子、茵陈、木香等。

八、利湿清热法

现代医学认为过度饮酒、高脂肪、高糖饮食是形成高脂血症的外源性因素。湿热内蕴，气机不畅，可导致血脂升高。利湿清热法是治疗高脂血症的常用方法。临床常用的利湿清热药物有：茵陈、泽泻、茯苓、苦参、防己、荷叶等。在实施利湿清热法时，一定要重视辨证施治，严格区别是湿重于热还是热重于湿。另外，湿邪为病多有气滞，在清利湿热之中，注意加入行气化湿之品，如厚朴、苏梗、陈皮、枳壳等。湿热之为病，病期多长，不易速去，故应坚持用药，彻底治疗。

九、清热解毒法

《内经》曰："高粱之变，足生大丁"，又曰："肥者令人内热"。诸如此类所生之热，均为热毒病邪，热能耗阴伤血，可炼液为痰，使血脂上升。常用的清热解毒药物，除黄连、大黄、金银花、虎杖外，还有决明子、黄芩、菊花、槐花等。

李老认为，高脂血症的治法要根据高脂血症的病因病机及临床所见证型而设，临床是复杂的，病证虽有一定规律，但由于患者性别、年龄、体质、治疗、病史等各方面情况不同，症状、病机千变万化，临证必须随机应变，做到对"证"下药。因此，临床实际中诸法往往联合使用，一法对一证则难于尽然。如活血化瘀法和祛痰化浊法，因"痰瘀同源"，活血与祛痰多同用，或活血佐以祛痰，或祛痰佐以活血；又如健脾化湿法和温补肾阳法，出于脾肾在生理、病理上的相互关系，脾虚可及肾，肾虚可及脾，尤其脾肾两虚，则应两法兼用。总之，临证应具体情况具体分析，辨证立法。

论治糖尿病

消渴是以多饮、多食、多尿、乏力、消瘦，或尿有甜味为主要临床表现的一种疾病。消渴的病因主要是禀赋不足、饮食失节、情志失调、劳欲过度等。消渴的病机主要在于阴津亏损，燥热偏胜。其病变的脏腑主要在肺、胃、肾，尤以肾为关键。本病的病理因素主要是虚火、浊瘀；病理性质为本虚标实，而以阴虚为本，燥热为标，两者互为因果。

李果烈教授一直强调用中西医结合方法诊断疾病，中西医结合分析病因病机。

一、证治分类

上消（肺热津伤），中消（胃热炽盛、气阴亏虚），下消（肾阴亏虚、阴阳两虚）。多饮症状较为突出者属上消，以肺燥津伤为主；多食症状较为突出者属中消，以胃热炽盛为主；多尿症状较突出者属下消，以肾虚为主。

糖尿病与胰腺分泌功能密切相关，中医五脏六腑中虽无胰腺，而中医理论中有“脾主运化”的学说，运化者，代谢也，因此糖尿病的诊治可从治脾入手。

临床上以“三多一少”症状为主诉的患者并不多，很多人是体检或者因他病抽血化验发现血糖升高；也有相当多是已确诊为糖尿病的患者，采用胰岛素或口服降糖药物治疗后，虽然在血糖、尿糖控制方面比较理想，但主观症状未除。

糖尿病发展到一定程度，尤其是合并有慢性血管、神经病变（如冠心病、脑血管意外后遗症、脉管炎等），或者长期使用胰岛素治疗者，常伴有瘀血表现，具体表现为肢体疼痛、麻木，皮肤颜色青紫，心前区疼痛，痛处固定不移，面部晦黯，半身不遂，妇女闭经或者经量稀少，黑紫血块，舌质淡黯，舌边有瘀斑或瘀血点，舌下络脉青、怒张等等。中医经典著作《灵枢・五变》中所谓“血气逆流，腕皮充肌，血脉不行……转为消瘅”；《医学入门》中说“三消……熏蒸日久，气血凝滞”。临床上约70%的糖尿病患者伴有动脉粥样斑块形成，血管弹性减弱，血小板聚集，血液流变异常，血黏度增高，血栓形成，毛细血管基底膜增厚，微循环障碍等病理改变。因此活血化瘀法治疗糖尿病具有理论基础。

糖尿病瘀血证主要由气阴两虚所导致。气为血帅，血为气母，气虚推动无力，血液运行不畅，缓慢涩滞，而成瘀血，即所谓“气虚浊留”；阴虚火旺，煎熬津液，津血同源，津亏液少则血液黏稠不畅亦可成瘀，即所谓“阴虚血滞”。瘀血形成之后又可阻滞气机，使津液失于敷布，加重糖尿病病情而出现多种晚期合并症或并发症。瘀血阻于心脉可致胸痹心痛；瘀血于脑络则成中风偏枯；瘀血阻于肢体则麻木、刺痛，甚至脱疽；瘀血阻于目络可致视瞻昏渺；瘀血阻于肾络则尿闭水肿。活血化瘀治法不仅能消除或改善临床症状，降低血糖、尿糖，同时可以纠正异常的血液流变性指标，预防和减少糖尿病慢性并发症的发生。

糖尿病多食而瘦、多饮、多尿等主要症状均与脾胃有关，如《脾胃论·脾胃盛衰论》中云"又有喜食而瘦者，胃伏火邪于气分则能食，脾虚则肌肉削"，尤应重视李中梓"肾为先天之本，脾胃为后天之本"之说，在临床中非常强调对脾、肾的培补。滋肾阴则可降妄炎之火，补脾气则可助运化之功，水升火降，中焦健旺，气复阴回，则糖代谢自可复常。治疗消渴病最著名的药对为黄芪伍山药、苍术配元参，其有降低血糖、减除尿糖之功，李果烈教授在辨病辨证的基础上多加用这两对药味。还可用乌梅、五味子相伍，酸敛益阴止汗；绿豆、薏苡仁相伍，清热解毒、健脾助运；瓜蒌子、瓜蒌根相伍，清肺润燥、生津止渴兼以通便；玄参、麦冬相伍，金水相生、滋阴润燥、生津止渴；金石斛、鲜石斛相伍，益胃生津、养阴清热、肺肾同调；沙蒺藜、白蒺藜相伍，一走一守、补益肝肾、散风明目；蚕沙、皂角子相伍，一升一降、升清降浊、消胀软便等。亦可于方中加猪、鸡、鸭胰脏等物，以脏养脏，属脏器疗法。

一些临床症状不典型的糖尿病，患者平时并无任何症状，只在体检时才发现血糖升高。针对此类情况，可以在中医理论指导下，把西医的病因病理、诊断方法、化验指标及药理研究有机地结合到中医治疗中。对于"空腹血糖高"考虑是胰岛素分泌不足，有可能是机体自身的免疫识别出现问题，抗体攻击胰岛细胞所致，也有可能是自身炎症等因素导致胰岛细胞受损，不能正常产生胰岛素。中医称此为邪胜正虚，痰瘀毒火都可为邪，因此可从清热、化痰、活血以及扶正等方面去考虑，其治疗根据患者体质、舌苔脉象，辨证选方。“餐后血糖高”可能是胰岛素受体数量减少或者胰岛素受体灵敏度降低，以致胰岛素不能充分发挥作用，可从健脾补肾等方面考虑。

二、生活指导经验

本病除药物治疗外，注意生活调摄具有十分重要的意义，尤其是节制饮食，具有基础治疗的重要作用。在保证机体合理需要的情况下，应限制碳酸、油脂的摄入，忌食糖类，饮食宜以适量米、麦、杂粮，配以蔬菜、豆类、瘦肉、鸡蛋等，定时定量进餐。

戒烟酒、浓茶及咖啡等。

保持情志平和，制定并实施有规律的生活起居制度。

如糖尿病兼有胃肠病者，不宜妄用消导诸药，如槟榔、神曲之类。因胃肠正气已弱，若再施以克伐，即犯虚虚之戒。宜用健脾胃药，如人参、黄芪、白术等，使脾胃功能健全，正气充沛，邪退身安。

另，巴戟天、补骨脂、干姜、附子等温燥药，宜慎用之，临证应用须仔细辨证。

论治糖尿病肾病

历代医家早已认识到消渴病可以导致多种并发症，若涉及肾脏，会致肾损。如《外台秘要》云：“渴，饮水不能多，但腿肿……数小便者，此为肾消病也”。

糖尿病肾病初起多由体虚、外邪侵袭或情志失调、饮食不节等所致，使肾、脾、肝等脏器受损，出现气虚或阴亏，进一步发展导致气阴两亏，而气阴两亏又可致血瘀、湿邪等实邪出现。本病病位在肾在脾，且相互影响，两者均能使精微流失，导致蛋白尿。消渴病主要病机为阴虚燥热，早期糖尿病肾病病机由消渴病机进一步发展而来，燥热伤津，使阴液愈损；而阴液愈伤，则燥热愈生，两者相互影响，阴伤气耗，致气阴两虚。气行血，气虚则血运无力，阴虚则血行艰涩，脉道不畅而致瘀。

糖尿病肾病基本病机为气阴两虚、瘀血阻络，气阴两虚为本、瘀血阻络为标，其病位在肾在脾，病理性质属本虚标实。其治法则为益气滋阴，化瘀通络。早期糖尿病肾病临床上最显著的特点是尿中出现微量白蛋白，而减少尿蛋白即为减少中医学中所指“精微”下泄，两者从广义上讲是一致的。此时应注意“摄精”，即固摄精微，防治流失，既要“防”也要“治”，结合本病的病因病机，要标本兼顾，故认为补肾健脾、益气滋阴是治本，而化瘀通络为治标，通络治疗应贯穿治疗始终。

临床用方的主要药物组成为：枸杞、生黄芪、制女贞子、黄精、益智仁、山药、鬼箭羽、三七、芡实、怀牛膝等。黄芪，补气健脾，利尿消肿，现代药理研究表明，黄芪含黄芪多糖，可以改善糖尿病患者肾脏病理改变，增强免疫，可减少蛋白流失。枸杞，滋补肾肝，益精滋阴。两者在拟方用方时可共为君药。制女贞子滋阴补肾，黄精益气滋阴。山药，《本草纲目》云：“益肾气，健脾胃”，功效为补脾肺肾，益气固精，药理研究表明山药能清除自由基，减少自由基损伤组织，促进损伤的肾脏组织再生修复。鬼箭羽能破血通络，三七能活血化瘀，为治瘀血诸证之佳品，并有补虚强壮作用。上述诸药可共为臣药。益智仁能补肾摄津固精，《景岳全书》云：“善补阴者必于阳中求阴，善补阳者必于阴中求阳”；芡实甘、涩、平，归脾、肾经，益肾固精，健脾除湿，现代药理研究本品具有收敛、滋肾作用。两药并为佐药。怀牛膝活血化瘀，补益肝肾，作为使药，引血下行，同时能利水消肿。诸药同用，共奏益气滋阴、化瘀通络之功。阴虚甚者，加墨旱莲、生地、天花粉；血瘀甚者，加赤芍、莪术、地龙；气虚甚者，加党参、炒白术、黄精；水肿甚者，加猪苓、泽兰、车前草。

论治糖尿病性心脏病

糖尿病性心脏病是指糖尿病患者所患的心脏病，包括糖尿病并发或伴发的心脏血管系统的病变，涉及心脏和大、中、小、微血管损害。目前糖尿病性心脏病这一病名已为许多国内外专家所公认，已见于世界卫生组织（WHO）糖尿病手册及国外糖尿病、内分泌专著中。糖尿病性心脏病的中医病名可归属为“消渴病心病”，属于“心悸”“胸痹心痛”“真心痛”“水肿”等范畴。

李老临证论治糖尿病性心脏病大致可分为五法：

1. 益气养阴宁心法

适用于临床表现为心悸气短，胸闷隐痛，口干，神疲乏力，懒言，自汗，盗汗，舌红或淡，苔少，脉细数或细而无力的气阴两虚证患者。临床予生脉散加减，常用药物有太子参、麦冬、五味子、黄精、柏子仁、丹参等。多汗，加煅龙牡；口干明显，虚烦不得眠，加天冬、酸枣仁。

2. 活血化瘀理气法

适用于临床表现为胸痛如刺，心悸，胸闷喜叹息，肢麻，舌质紫暗，脉弦涩或结代之心脉痹阻证患者。临床予血府逐瘀汤加减，常用药物有郁金、赤芍、川芎、红花、降香、桃仁、牛膝、柴胡、枳壳等。心痛甚，加延胡索、三七。

3. 化痰通络宣痹法

适用于临床表现为胸闷胸痛，痛引肩背，心下痞满，倦怠乏力，肢体重着，痰多，舌体胖大或边有齿痕，舌暗淡或有紫气，唇紫，苔厚腻，脉滑或结代之痰瘀阻络证患者。临床予自拟胸痹汤加减，常用药物有全瓜蒌、法半夏、桂枝、枳实、川芎、红花、延胡索、鬼箭羽、地鳖虫。痰热口苦，加黄连、竹茹。

4. 阴阳双调法

适用于临床表现为心悸气短，胸闷隐痛，眩晕耳鸣，大汗出，畏寒肢冷，舌淡，苔薄白，脉细或结代之阴阳两虚证患者。临床予炙甘草汤加减。常用药物有炙甘草、生地黄、太子参、桂枝、阿胶、麦冬、当归。五心烦热，加旱莲草、制女贞；畏寒肢冷甚，加仙茅、仙灵脾。

5. 温阳宁心利水法

适用于临床表现为心悸气短，喘闷不得平卧，动辄加剧，腰酸，畏寒肢冷，肢体浮肿，尿少，舌淡胖，苔白滑，脉沉细或结代之阳虚水泛证患者。临床予真武汤合葶苈大枣泻肺汤加减。常用药物有制附片、干姜、黄芪、白术、猪苓、茯苓、泽泻、大腹皮、桑白皮、桂枝、车前子等。恶心厌食，加砂仁、炒谷麦芽。

李老将糖尿病性心脏病病程分为病变初期、病变进展期、病变晚期三期。① 病变初期，糖尿病经久不愈，致心脏气阴两损，心阴虚损，心火偏旺，心神不宁；或心脾两虚，心脉失养则心悸。脾虚失运，肺失治节，肾气失司，痰浊内生；或因阴虚燥热，灼津成痰，痰浊内壅，胸阳失展，弥漫心胸，发为胸痹。② 到进展期，“久病必瘀”，气虚血瘀，血运不畅，或气滞血瘀，心络瘀阻，不通则痛，故见胸痛。阴损及阳，阳虚寒凝，血脉瘀阻，心脉痹阻，胸痹加重。③ 进入病变晚期，糖尿病累及心脏日久，加之脾虚湿阻，阴阳俱虚，痰瘀交阻，壅塞心络；或由虚损至衰微，脏腑血脉瘀阻不通，肺络瘀阻，肺气受遏，失其肃降，心肾阳虚，水邪内停，上凌心肺，则喘息、浮肿；重则虚阳欲脱，阴竭阳亡。

糖尿病性心脏病是糖尿病过程中的一种并发症，与中医认为消渴病的病势可以演化出心悸、眩晕、胸痹、喘证、水肿、脱证、厥证的认识相一致。消渴病的基本病理是阴虚燥热，阴虚与燥热在病机上互为因果，《丹台玉案》曰：“火因水竭而益烈，水因火烈而益干”，决定了消渴病的难治性。本病涉及肝、肾、肺、脾，病性为本虚标实，虚实夹杂，气血阴阳亏虚为本，气滞、痰浊、血瘀、寒凝为标。李老认为，对糖尿病性心脏病的治疗，应抓住虚、火、痰、寒、瘀几个要点，大法不离补虚、清热、化痰、散寒、行瘀，而随证辅以其他治法。因本病为复合病证，各种病变常相兼为患，因此要抓主干，在此基础上，注重病因多元性、病证多重性、治疗多途性，或针药并举，或中西结合，强调早防早治十分必要。

李老认为，糖尿病性心脏病的药物治疗原则上与一般糖尿病和心脏病的用药基本相同。但应注意的是：纠正心衰的原则是减轻心脏负荷，而为减轻容量负荷常用利尿剂，其中噻嗪类利尿药会使胰岛素分泌降低而导致血糖控制不正常，应尽量避免使用；治疗一般快速性心律失常常会用β受体阻滞剂（如心得安），但此类药也可加剧降糖药的降血糖作用，增强胰岛素降低血糖作用，且延长和抑制低血糖反应，以致延误对低血糖的及时发现，并易促进心力衰竭，故应慎用；一般认为钙拮抗剂、转换酶抑制剂对糖代谢无明显不良影响，较适用于糖尿病性心脏病的治疗。口服降糖药会加重高胰岛素血症，而高胰岛素血症可能是大血管病变的重要原因，故已合并冠心病者应慎用磺脲类及双胍类降糖药，糖尿病心肌梗死病人急性期应该使用胰岛素，待心肌梗死好转或痊愈后，胰岛素可减量或停用，改用口服降糖药。

应该认识到，糖尿病性心脏病较单纯心脏病预后更差，容易发生心肌梗死或猝死，而且治疗和抢救方面也较单纯的冠心病、心肌病、心脏植物神经病变更困难。

论治肝病

一、肝之属性

肝，性属风木，主疏泄及藏血；以血为体，以气为用，体阴用阳。其母为肾水，其子为心火；开窍于目、藏魂、主筋、其志为怒，又称“将军之官”，为刚脏，但又为罢极之本，可刚可柔，曲直作酸，喜条达，而恶抑郁，易动风、化火。肝病多由情志变化引起。

二、发病病机

肝主疏泄，性喜条达，遇情志失调即易发病。情志不舒则肝气郁结，气郁本经则胁肋胀痛、乳房作胀；肝气横逆，则木克脾土，脘腹胀满疼痛、嗳气吐酸、腹胀腹泻；肝气郁而化热，可为肝热、肝阳，上扰头目，头胀头痛、眩晕急躁，称为肝阳上亢；可进一步化火、动风，肝火上炎则急躁狂怒、头痛灼热、心烦难寐、尿黄便秘；肝风内动则肢摇体颤、头晕目眩、言蹇不利等。肝气、肝阳、肝火、肝风，四者同出而异名。

肝者干也，除自郁于本经，还常常涉其他脏腑，如乘土、冲心、刑金、耗肾等，故称肝为“五脏之贼”。肝病初则在气，继则及血，终则成痨。所患疾病涉及现代医学之神经系统、循环系统、消化系统、生殖泌尿系统等。

三、肝病证治

1. 肝气郁结

多由情志不遂、忧郁恼怒、肝失调达、气机郁遏引起，表现为肝疏不及之象。如情绪低落、忧悒不乐、咽喉梗阻、胸胁痞满、乳房胀痛、喜常叹息、纳呆腹胀、便秘或腹泻、月经不调、脉弦、苔薄白。

治疗按“木郁达之”、“肝欲散、急食辛以散之，以酸补之”，予疏肝解郁、理气消胀法，如柴胡疏肝散、四逆散等，临证多随症辨证选方。如疏泄无能，木不疏土，则脾胃呆滞，食欲不振，消化能力减退，脘腹痞闷，治以疏肝健脾，方如逍遥散等。如性格刚强，遇事不遂而肝气横逆克伐脾土，表现为急躁善怒，胁肋脘腹胀痛，走窜为嗳、为噫、为吐，吐酸嘈杂，此为木旺克土，宜泄木培土，治以柴芍六君子汤、连苏饮、左金丸等。如伴腹痛、腹泻，随情志变化而加重者，用痛泻要方治之。

2. 肝阳上亢

肝气郁而化热，肝阳为热，肝热而阳升；或阴血虚于下，阳无以潜藏则肝阳浮越、上扰，肝阳亢于上，引起头面、耳目阳热冲浮等诸症状。如急躁易怒、头面烘热、头胀头痛、眩晕耳鸣、尿黄便结。如阴虚阳亢则兼口干、咽燥、手足心热、潮热盗汗、形瘦憔悴、舌红苔薄黄或无苔而光。

治疗宜厚味填阴，质重潜降，平肝潜阳，或伍滋补肝肾之阴，滋阴潜阳，如用平肝潜阳汤等。

3. 肝火上炎

气有余便是火，多由情志不遂，大怒伤肝，或气郁化火，或肾水亏虚，阴不制阳，阳动火升引起。症状表现为急躁狂怒，甚至失却常态，头痛灼热，面红目赤，耳鸣耳聋，口苦咽干，渴欲冷饮，心烦难寐，尿黄便结，可有吐血、衄血、鼻血等症状，舌红赤、苔黄，脉弦数。

治则：肝经实火，多用苦寒直折，如柴胡清肝汤、当归龙荟丸、龙胆泻肝丸等。阴虚火旺，用六味地黄丸、大补阴丸等。

4. 肝风内动

其本多由于阴亏血少，阴亏则阳盛，风从阳化，血虚生热，热则生风；其标多从火化而来。肝风上冒巅顶则头晕目眩，头痛目重，耳鸣眼花，漾漾欲吐；横蹿四肢则肢体麻木、震颤抽搐、痉挛蠕动，筋惕肉瞤，言蹇不利，步行不正；重则突然昏倒，口眼歪斜，舌强不语，半身不遂，发为中风，舌质红或光红苔少。如挟痰，则苔腻脉弦或弦滑。

治疗当熄风潜阳、补水涵木，予天麻钩藤饮、镇肝熄风汤。

阴液亏虚者，予三甲复脉汤等。

四、总结

肝病诊治时应当注意疏肝理气之药的使用，虽此类药物取效较快，但不可过用，因久用苦辛燥烈之品，易耗气伤血、动阳升火。而滋阴养肝之品虽能固本扶正，但应慎用滋腻胶粘之药，以免影响气机之疏泄通畅，反鼓壅塞气机。清热降火时不能过用苦寒清泻，否则伤正败胃。

肝病往往虚实夹杂、寒热并存、气血同病、夹痰夹瘀、变化多端、转变迅速，临床诊治时必须审慎仔细，多方兼顾。

第三篇

李果烈教授临证经验

治疗中风后便秘临证经验

中风病人通常存在便秘现象，尤其是出血性中风。因受便秘影响，中风患者需要在排便的时候加大力量，进而导致腹腔压力骤升，心脏收缩功能增强，血压值骤增，进而又加剧病情，诱发并发症，如再出血、心肌梗死等。若病情处于急性期，因便秘而用力会提升颅压，加剧脑水肿，甚至会产生脑疝，严重威胁生命健康。中风后便秘既严重影响病人的生存质量，还提高中风复发和其他并发症的发生几率，不利于病人痊愈。

中风多因正气不足，肾阴亏损，阳化风动，气血冲逆，蒙闭清窍，神明失宣而致，以肝肾阴虚、气血衰少为根本；便秘则以素体阳盛、胃肠积热、气血阴津亏虚为根本。二者有其内在联系，互相影响。脑卒中后气血更虚，阴亏于下，促使便秘发生，便秘则大肠传导失司，气机不畅，血行不利，气血不能濡养肢体经脉，从而加重中风病症。中风病人出现便秘症状与所处时期并无关联，急性期或后遗症期、恢复期皆有可能发生。当前公认的诱发病因为：① 脑卒中后，脑功能会遭受不同程度的损伤，不能有效地引起排便反射；同时，疾病影响交感与副交感神经中枢，导致肠道肌群协调障碍而造成便秘。② 中风患者因身体受限，久卧病床，运动量非常小，使得胃肠得不到充分的蠕动。③ 中风患者的腹肌、膈肌以及盆腔排便肌群（例如提肛肌和肛门括约肌）因为运动量不足，收缩功能衰退，排便动力较弱进而诱发便秘；或者因为神经调节异常，导致盆底排便肌群舒缩功能出现协调障碍。④ 中风病人因为无法独立照顾自己，心生焦虑、悲观之消极情绪，且长期卧床，不得不通过侧卧位或者仰卧位的姿势进行排便，或排便环境过于公开，使得患者存在排便心理障碍，进而导致排便反射错乱。⑤ 中风患者饮食量降低，尤其是谷物类食物以及纤维类食物摄取量不足。⑥ 发病初期使用了脱水剂，大量体液经肾脏以尿液的形式外泄，形成了小便顺畅但大便结实的问题，进而导致便秘形成。

中风后便秘辨证：虚实混杂，由虚而实。由于卒中病人久病多虚，加上老年人生理机能退化，肝肾渐虚，气血匮乏，同时，卒中患者还存在其他慢性疾病，故便秘病因较为多样化。尽管便秘主要由大肠传导功能失调引起，不过和其他脏器亦存在密切联系。患者便秘期间，血虚、气结、燥热等不同因素之间彼此制约，使得便秘多次发作、难以痊愈。在施治方面，李老通常不只是采取通下的治疗手段，往往会根据患者的病情采取相应的治疗方法。治疗中注重协调阴阳、滋补气血，因便秘病人患病时间较长，实证较少，气虚为主，气阴匮乏，同时兼顾伴有的瘀、热及湿之象。

在施治卒中后便秘过程中，李老突出一个“润”字，重在滋养脾气，提升肺部功能，滋养肾脏，调和津液，以达益补气血、通便利下之功效。

便秘的治疗之纲为个体化整体施治，注重安抚病人情绪，倡导病人健康饮食。

治疗老年性痴呆临证经验

中医认为,老年性痴呆是由于气、血、痰、瘀、火等邪毒在体内阻滞,上犯清窍,导致气血亏虚、阴阳失调,髓海得不到濡养而引发。临证有增补肾元、活血化瘀、养心安神、燥湿化痰四法;结合《伤寒论》六经辨证体系,阿尔茨海默病与少阴病符合,应当从少阴辨治。《伤寒论》少阴病辨证论治开篇提到少阴病提纲"少阴之为病,脉微细,但欲寐也"。《濒湖脉学》讲到"微脉,极细而软,按之如欲绝,若有若无,细而稍长"。《素问》曰:"气血微则脉微"。《医宗金鉴》曰:"少阴肾经,少阴受邪则阳气微,故脉微细也……少阴受邪则阴盛而行阴者多,故但欲寐"。少阴属心、肾两脏,心主血脉,属火,是阳中之阳;肾藏精,主水,是阴中之阴。阳气衰微,鼓脉无力,所以表现为脉微;阴血不足,脉道空虚、不充盈,则出现脉细。心虚神不充则精神萎靡,肾虚精不足则倦怠乏力,因此患者呈似睡非睡、闭目倦怠、精神恍惚的衰弱之症。少阴病的本质就是心肾虚衰、水火两虚,而阿尔茨海默病恰如少阴病的表现。少阴分为手少阴心经和足少阴肾经。手少阴心经属火,主藏神,主血脉,为一身之主;足少阴肾经属水,主藏精,主水液,为先天之本,所以少阴心、肾对人体的生命起着至关重要的作用。《黄帝内经》曰："脑为髓海"，"髓海有余，则轻劲多力，自过其度；髓海不足，则脑转耳鸣，胫酸眩冒，目无所见，懈怠安卧"。心在上，肾居下，且心肾同属少阴，心火下蛰以暖肾水，使肾水不寒；肾水上济于心，以制心火，使心火不亢。心肾相交，水火相济，则人体阴阳平衡、气血调和。所以少阴病是以心肾虚衰、水火不交为主的疾病。但少阴病有寒化和热化之别；心火衰微不能下行以暖肾水则从寒化，寒化就是在少阴病本证基础上出现神疲淡漠、四肢厥冷、极度疲乏等主要临床表现；肾水不能上济制约心火则从热化，热化是在少阴本证基础上出现烦躁、不寐、口燥咽干等主要临床表现。

阿尔茨海默病属中医"痴呆"范畴，是以呆、傻、愚、笨为主要临床表现的神志疾病。轻者表现为健忘，记忆力下降，神情淡漠，寡言少语，反应迟钝；重者可见终日不语，或闭门独居，或口中喃喃，或言辞颠倒，或举动不经，或易激易怒，或狂躁多言，或不欲饮食，或亲友不辨等。以上症状，若从气血阴阳来看，辨证可能截然不同；然而从六经少阴病来看，上述症状均是少阴证寒化和热化的表现。借用《金匮要略》"千般灾难，不越三条"的名言，可以说，各型阿尔茨海默病不越少阴寒化、热化之变。

阿尔茨海默病发生多在 60～75 岁。《内经》记载女子"七七任脉虚，太冲脉衰少，天癸竭"，同样，也讲到男子"七八肝气衰，筋不能动，天癸竭，精少，肾脏衰。"天癸是肾脏产生的一种精微物质，能够促进生长发育和生殖功能；天癸竭，肾脏自然也就虚衰。女子七七和男子七八以后天癸枯竭，研究显示，阿尔茨海默病发生年龄是在60岁以后，此与《内经》所述非常符合。天癸枯竭，说明肾功能下降，肾阴、肾阳虚衰，肾藏精的作用也衰弱了。肾主骨生髓，髓包括骨髓、脊髓和脑髓。脑为髓海，若肾精不足，则髓海空虚，脑失所养，患者就会表现为记忆力下降、认知功能障碍、表情淡漠。齿为骨之余，肾主骨，肾虚则齿松。心主血脉，主藏神，神包括了主宰人体生命活动广义的神，也包括了意识、思维、情感等狭义的神，《内经》中对心定义为“所以任务者谓之心”，也将心称为“五脏六腑之大主”，足见心在人体生命过程中的重要作用。一旦心的生理功能失常，那么神的作用也就会受到影响，人的意识、思维、情感等都会受到改变，就会表现为老年痴呆所见的认知障碍、记忆减退、表情淡漠、易激易怒等。心和肾同属少阴，心属火居上，肾属水居下，水火相济则阴阳平衡。少阴病的辨证要点是“脉微细，但欲寐”，与阿尔茨海默病的呆、傻、愚、笨主要临床表现十分相似，因此可以从少阴病的角度来分析和认识此病。少阴为心肾，一个是先天之本，一个是“五脏六腑之大主”，心与肾出现异常都会通过五行的相生、相克、相乘、相侮、制化等影响其他脏腑，如：心气虚，母病及子，则脾气虚，脾气虚则表现出少气难言、默默不欲饮食等，这样就通过五行的关系而影响到它脏的生理功能，在临床上表现出很多的症状。少阴病有寒化证、热化证和兼变证。少阴病本证也就是阿尔茨海默病的基本表现，而少阴病的寒化、热化和兼变证就是阿尔茨海默病的其他表现，阿尔茨海默病属于少阴病范畴，应当用《伤寒论》少阴病的辨证思维去诊治。

治疗眩晕临证经验

对于眩晕的认识，历代医家各执一词，应予具体分析、因人而异，如“无痰不作眩”“无虚不作眩”“无火不作眩”“无风不作眩”等学说，都各具其理。李果烈教授遍览名家之论，结合自己多年的临床经验，明确指出：该病病因多端，症情夹杂，然不离虚、实二字。虚者即本虚，多见气血阴阳不足、肝脾肾亏损；而风、火和痰浊归为实者，即标实。二者往往互见，虚实夹杂。

李教授分析前人的诸多经验，综合各家之长，不偏执一家之言，从理论中找依据，从实践中创新，提出以下常用治法：

1. 重视平肝潜阳

证属肝阳上亢者，治宜平肝潜阳，滋养肝肾，方用天麻钩藤饮加减。常用药物：天麻、钩藤、石决明、珍珠母、杜仲、牛膝、桑寄生、栀子、黄芩、益母草、茯神、夜交藤。李果烈教授喜用天麻，天麻性平，归肝经，既息肝风，又平肝阳，为止眩晕之良药。现代药理研究证明，用天麻注射液治疗各种眩晕综合征有效率达92.2%，对梅尼埃病、药物性眩晕、椎基底动脉供血不足等有效率达95.5%。珍珠母、石决明为李老常用对药，二药既可平肝潜阳，又可清肝泻火，风阳上扰型及肝火上炎型均可应用，临床应用每获良效。

2. 不忘补益肝肾

根据“下虚者，必从肝治，补肾滋肝，育阴潜阳，镇摄之治是也”之旨，拟用镇肝熄风汤或天麻钩藤饮化裁治疗，药物选用川牛膝、代赭石、生龙牡、菊花、生地、石斛、炙甘草等。其中因代赭石、生龙牡为重镇之品，易伤胃气，可改用钩藤、菊花等平肝之品。养阴则宜润宜凉，用生地、熟地、制首乌、玄参。无阴则阳无以生，无阳则阴无以化，故多用沙苑子、枸杞子、肉苁蓉等温阳而不燥烈之品。心中热甚者，加生石膏以清热；尺脉重按虚者，加熟地、山萸肉以补益肝肾之阴；眩晕欲仆，颈僵，肢麻，此即水不涵木、肝风内动之兆，酌加天麻、熟地黄、龙骨之类治之。

3. 衷中参西

在临床医治中，应中西医联合诊治，中医辨证和西医辨病联合应用。在西医领域中，眩晕是众多疾病的表现病症之一，波及诸多系统。在医治晕眩患者时，需要全面了解其病史发展情况以及眩晕具体症状，辅以合理的身体检查，比如血压检查、血常规、肝肾功能、血黏度检测、经颅多普勒、CT、MRI、全脑血管造影(DSA)等，进而准确发现病因，科学诊治。中医认识眩晕病机，“无痰不作眩”“无虚不作眩”“无火不作眩”“无风不作眩”等相关理念皆存一定道理，然不离“虚、实”二字。虚者即本虚，多见气血阴阳不足、肝脾肾亏损；而风、火和痰浊归为实者，即标实。二者往往互见，临床上患者病情虚实夹杂。

典型病例

陈某，女，60 岁，2010 年 12 月初诊。4 个月前无明显诱因突然头晕、耳鸣，于外院就诊，测血压 180 /100mm Hg，脑 CT 检查示两侧基底节区、侧脑室旁腔隙性脑梗死，查前庭功能正常，颈部 X 光片未见异常。诊断为高血压病、腔隙性脑梗死。予扩张脑血管、控制血压等治疗，血压控制为(140～160)/(90～100mm) Hg，但头晕仍反复发作，耳鸣逐渐加重，严重时伴视物旋转，如坐舟车，恶心欲吐。现头晕，耳鸣，时有视物旋转，恶心欲吐，腰膝酸软，四肢麻木，时有盗汗，纳差，夜眠欠安，舌质黯红苔黄腻，脉弦细。

中医辨为眩晕，证属肝肾阴虚、肝风携痰瘀阻络，治以清热化痰、平肝熄风，方用天麻钩藤饮加减。

天麻 10 g，钩藤 20 g，白蒺藜 15 g，白僵蚕 10 g，枸杞 10 g，菊花 6 g，生地 10 g，山茱萸 10 g，桑寄生 10 g，红花 10 g，川芎 6 g，杜仲 10 g，仙灵脾 15 g。每日 1 剂，水煎服。

服药后眩晕止，余症减轻，随访 3 个月未复发。

分期论治颤病（帕金森病）临证经验

颤病与西医之帕金森病、帕金森综合征、特发性震颤等相近。帕金森病是一种神经退行性疾病，易患人群为老年人，其临床主要表现为运动不协调、静止性颤抖、姿势怪异等，具有病程长、致残率高等特点。

一、帕金森病的中医病机

传统观念多认为帕金森病的发病，一为感受外邪，即感风、寒、热、湿等；二为内伤，比如体虚久病。无论其病机属虚还是实，皆会诱发内风。治疗方面，历代医家主要责之于肝，并从肝肾同源论治。

李果烈教授认为，临床诊治帕金森病，不能拘泥于传统颤病的诊疗思路。总结多年的临床诊疗经验，李老认为，帕金森病主要病位在于脑，与肝、肾、心有关，病机特点为本虚标实，其中肝、肾阴阳失调为本，风、火、痰、瘀为标。肝、肾阴阳失调是帕金森病的基本病机，而且不同阶段，病机亦不同。

1. 帕金森病初期(肝肾阴虚兼肝阳亢期)

帕金森病之起病初期多表现为阴虚阳亢之证。以肝肾阴虚、脑髓空虚或筋脉失养为本,并多以感受“外风”,或因起居、情志因素触动“内风”而出现风动之证为标,亦可伴痰、湿、火等诸邪,多见肝郁脾滞之候。在这一阶段,患者震颤强直症状较轻,生活质量尚可,临床多见肝肾阴亏、虚阳上越,可见头晕目眩、两颧泛红、舌红少苔、脉细弦等;肝失所养,虚阳化风,可见四肢痉挛、肢麻震颤、活动欠利;虚阳上扰清空,故作头胀头痛、双目胀痛;肝不藏血,心失所养,则心悸胸闷、烦躁易怒、情志异常、失眠健忘;脾虚不运,痰湿内生则见头重如裹、胸中胀满不舒、纳谷不馨、腹中痞满、甚或久厕难便等。肾阴亏虚则见腰膝酸软、形体消瘦、潮热盗汗、五心烦热、耳鸣时作、咽干颧红、尿黄便干等。

2. 帕金森病中期(肝肾阴阳两虚期)

随着病情的进展,帕金森病患者肝肾两脏进一步亏虚,同时精血乏源,运化失常,进一步出现痰、瘀、毒等病理产物,这些病理产物也常被视为“第二病因”,又进一步加重诸脏亏虚,但其基本病机仍以肝肾阴阳两虚为主。患者的症状在初期的基础上有所加重,逐步出现日常生活自理能力下降,肝阳、肝风等症状较初期可能不甚明显,但肾阳虚症状多在此期开始出现。除初期之肝肾阴虚的症状外,肾阳虚则多见身冷肢寒、下利清谷;髓海空虚则见头晕乏力、记忆力减退甚至痴呆;阴不入阳、心肾不交则见夜寐欠安；阴阳两虚，卫外不固，则见潮热汗出、夜间盗汗、甚至“脂颜”、疲劳乏力；痰湿中阻，则兼见脘腹胀满、头重如裹、眩晕时作；瘀血阻络，则见肌肤甲错、面色紫暗、舌紫、脉细涩或结代。久病可见痰瘀阻络，甚至郁久化火，热络血瘀，胶结难愈。阴损及阳，临床常见除阴阳两虚症状之外，同时多见痰瘀互相胶结难解之象。临证时应明辨标本虚实和病机之主次。

3. 帕金森病晚期（肾阳虚期）

随着病情的进一步加重，肝肾精血虚损，且诸虚损互为因果，此时患者多见气血阴阳俱虚，但以肾阳虚为主，部分病人亦可见痰、瘀等胶结难化。此时患者多见症状进一步加重，生活不能自理，行走困难，甚至部分患者已长期卧床。临床多见患者形体消瘦，肢体强直僵硬；肾阳虚衰不能温养周身，则见腰膝酸痛且动辄加重、面色㿠白、形寒肢冷；阳气不足，心神无力振奋，故见嗜睡、少气懒言、多梦；肾阳不足、脑髓失养则见记忆力减退、反应迟钝；肾主水司二便，肾阳不足、膀胱气化障碍，则见口角流涎、夜间多尿、小便清长、余沥不尽、尿少或夜尿频多、大便闭结难解或腹泻与便秘反复交替。

肝藏阴血，位居膈下，主疏泄，性喜条达，故被称为“体阴而用阳”；肾藏志，主水，为一身阴阳之根本。帕金森病的症状在临床诊治中变化无常，不过在其整个发生发展的过程中，肝肾阴阳失衡的问题一直存在。临证时，仍应以肝肾阴阳辨证为其辨证基本思路，重视其阴阳失调，甚至阴阳两虚的可能，尤其是病程较长、症状错综复杂、反复波动和逐步加重的帕金森病病人。

二、分期施治

李老根据本病的病程发生发展过程和临床症状，以肝肾阴阳为切入点，从肝肾阴阳辨治将其分为初、中、晚三期施治。

1. 初期（补益肝肾，养阴清热）

治疗应以补益肝肾，养阴清热以治其本，并佐以熄风通络化痰等治标之药。临证时，老师常以六味地黄丸加减化裁。常用的药物有大生地、丹皮、山茱萸、淮山药、茯苓、泽泻、炒杜仲、枸杞子、川续断、桑寄生、怀牛膝、菟丝子、女贞子、旱莲草等。六味地黄丸组方严谨，三补三泻，补泻结合，为临床常见的甘淡平和、补而不滞的平补之剂。若兼有失眠多梦、口苦、舌质红、苔黄腻、脉细数，李老多责之以脾虚痰生，郁久化火，上扰心神，佐以黄连、知母、阿胶以化痰清热、宁心安神；若兼见心悸胸闷、舌淡、苔薄、脉细弱，应责之以脾虚血少、心神失养，应联合四君、四物汤健脾益气、养心、安神；若兼见情绪烦躁者，或因肝失疏泻、肝气郁结而见情绪低落、郁郁寡欢者，常佐以百合、香附、枳壳、绿梅花疏肝解郁、调畅气机；或因脾虚肝郁、日久化火、扰乱心神、焦虑烦躁者，佐以龙胆草、黄芩、珍珠母等清泻肝火、重镇安神。

2. 中期(阴阳并补)

在治疗时,应详细询问患者各方面症状,四诊合参,全方位审证求机,以阴阳并补、调和肝肾为主,同时针对不同病机,佐以行气、敛汗、通下、化痰、行瘀等治疗。针对这类帕金森病人,老师选方多以二仙汤加减,以仙茅、仙灵脾、巴戟天、知母、当归、白芍、全瓜蒌为基础方,佐以钩藤(后下)、肉苁蓉。方中药物阴阳并补,寒热共行,补泻同施,其功在于虽温但不燥,虽寒但不滞,虽补而不热,尤以温补肾阳、清泻相火、滋养肾阴、调理肝肾阴阳平衡等见长。或自拟补肾养肝汤,以补肾填精、平肝熄风。若大便秘结,干硬难解者,加生大黄(后下),全瓜蒌加量;若汗出较著,加瘪桃干、浮小麦;若阴虚明显,加川石斛、大生地;气滞明显者,加郁金、降香、佛手片;痰湿症状较著者可配伍制半夏、陈皮;久病不愈,瘀热互结者可配伍丹皮、赤芍;见阳亢化风者,可加潼白蒺藜、天麻。由于仙茅有小毒,故用量宜偏小,而仙灵脾有镇静安神的作用,故用量应略大。知母、黄柏苦寒伤胃,对有胃部不适的患者,常可酌情予以更换。对汗多者常加浮小麦、糯稻根、碧桃干等,对急躁易怒者常加镇肝及柔肝药物。李果烈教授通过多年的观察和总结,发现二仙汤对帕金森病中期阴阳两虚的治疗作用明显。在良好地控制震颤强直诸症的同时,也能明显改善临床常见其他症状,如头昏目眩、心悸不安、烦躁易怒、潮热盗汗、夜寐不宁、纳谷不馨、腰酸腿软、遗尿便秘等。

3. 晚期(补益肾阳)

具体治疗时,应结合个体情况,补益肾阳应灵活采用阴中求阳、补气生血、补气助阳等诸法,伴有标实的应结合兼夹病邪的性质,采用相应的祛邪之法,如化痰、利湿、化瘀、行气等,使阴阳和调、气血冲和。李老临证治疗多选用金匮肾气丸、右归丸等补益肾阳为主,常用药物有熟地黄、怀山药、山茱萸、茯苓、牡丹皮、泽泻、肉苁蓉、制桂枝、制附片、淮牛膝等。并发痴呆者,若是因脾胃久虚、肾精不足、髓海空虚、神明失聪而致痴呆的,常佐以益智仁、熟地、黄精等补肾填精、益髓充脑;若是因气虚血瘀、痹阻脑络、脑神失养、神机失聪而见痴呆,常运用赤芍、丹参、三七以活血祛瘀、开窍醒神。脾胃阳虚、中州失运导致大便秘结者,李老往往辅以济川煎加减,以温阳通便。

治疗心悸临证经验

一、细察气、血、阴、阳之虚

李老认为，心悸发生虽分虚实两端，然虚者更常见，多因体质虚弱、饮食劳倦、七情所伤、感受外邪及药食不当等，以致气、血、阴、阳亏损，使心失滋养，神无所藏，而致心悸。

《素问·五脏生成篇》曰："诸血者，皆属于心。"心血之循行，依仗心气之鼓动，心气不足则搏动无力，患者自觉心慌而力乏，伴有自汗气短、面色苍白、神情疲倦，诸症尤在劳累或活动之后加重，舌苔薄，脉弦细或结代。治当以补益心气为法，方以炙甘草汤为主。如心悸不宁、善惊易恐者，常为心胆气虚，可酌加安神定志之品，如龙齿、琥珀粉、磁石。

心脏本身有赖于血的荣养，血虚不能养心，也可发为心悸，症见心悸气短，头晕目眩，面色不华，倦怠乏力，纳呆食少，舌淡红，脉细弱或脉芤而细。治以补血养心，方选归脾汤加减。但养血之剂常有滞涩之弊，可佐悦脾和胃之品以助生化，酌加枳壳、陈皮、炒谷芽、炒麦芽、焦山楂、焦神曲等。

心阴不足者，乃心体失养，火旺伤阴。其悸常阵作，心悬不安，神情敏锐，多疑善惊，多梦少寐，颧红唇燥，咽干，盗汗，头目不爽，舌质红或红艳独露于舌尖，苔黄或少，脉细数或细滑而数。治宜滋阴清火、养心安神。用药当以天王补心丹、六味地黄汤化裁；兼肾阴不足者，可酌加知母、黄柏、龟甲等。

心阳衰微者，常由心气、心血、心阴不足之证进一步演变加重而导致，表现为心悸不安、胸闷气短、动则尤甚、自汗、面色苍白、形寒肢冷、舌淡、苔白、脉虚弱或沉细无力。治予温补心阳，宜以桂枝甘草龙骨牡蛎汤合参附汤加减；阳虚欲脱时，需大剂参附汤、独参汤、参附龙牡汤等回阳救逆。

李老认为，以上气、血、阴、阳亏虚有时可单独为病，有时可相兼为患，难以截然分开，如气血两虚、阴阳两虚、气阴两虚等，临证用药应灵活加减。

二、明辨痰、饮、瘀、火之实

心悸偏标实者，多为痰火扰心、水饮上凌或心血瘀阻，致心脉不畅，表现为心神不宁或心中悸动，甚至不能自主。痰浊之扰心而为心悸，常因肺失宣肃，脾失健运，津液不得化生，聚湿生痰而致，心阳被痰浊所蒙，心悸动而有沉重、艰难之感，精神不振。治当涤痰通阳，方选二陈汤合菖蒲郁金汤。

痰浊久郁化火，痰火扰心者，此时心动不安，烦热而悸，乍作乍止，伴有胸闷、失眠、梦多，口干苦而有痰涎，大便秘结，小溲黄浑而量少，舌苔黄厚腻，脉滑数或弦。治当清痰火、安心神。方以温胆汤化裁。痰浊夹瘀，阻痹胸阳，心脉不畅，伴有胸部闷痛者，李老以自拟方胸痹汤（由全瓜蒌、法半夏、枳实、桂枝、川芎、红花、延胡索、鬼箭羽、土鳖虫组成）加减。

水饮凌心者，常系肺肾阳虚，水湿泛溢，饮邪上犯，扰乱心神。症见心悸眩晕，胸闷上气、不得平卧，咯吐白沫或白痰，面足浮肿，尿少，舌体胖大、齿痕累累，脉多沉伏或沉细而滑。治当温化痰饮、振奋心阳。用药轻者以五苓散及小半夏汤、茯苓杏仁甘草汤，重者用苓桂术甘汤或真武汤。一旦水气凌心射肺，喘息不宁，此际则权以葶苈大枣泻肺汤以泻其水饮，取其急则治标之意。

心血瘀阻者，多因血瘀气滞，心脉瘀阻，心阳被遏，心失所养为病，表现为心悸不安，胸闷不舒，心痛时作，痛如针刺，唇甲青紫，舌质紫黯或有瘀斑，脉涩迟或有结代。治以活血化瘀、通络宁心。方选失笑散、桃红四物汤加味。如先因虚而血郁为瘀者，又当于补剂中，佐化瘀之品；气虚者加黄芪、党参、黄精；血虚者加何首乌、熟地黄；阴虚者加麦冬、玉竹、女贞子。

此外，李老认为外邪犯心亦是心悸病因之一，初病多实，久病则见心之阴阳亏虚之证。《内经》已认识到心悸的发病与外邪有关，认为风、寒、湿、热是心悸的常见外因。《素问·痹论篇》云："风寒湿三气杂至，合而为痹也……心痹者，脉不通，烦则心下鼓。"另外，温病、疫毒均可灼伤营阴，如春温、风温、暑温、白喉、梅毒等，心失所养或邪毒内扰心神，常伴见心悸。风湿入侵、心脉痹阻者可选宣痹汤合养心汤化裁；瘟疫邪毒犯心者，又当根据病机动向，随证治之。

三、兼顾辨病、辨证论治

心悸是一种自觉心脏跳动的不适感或心慌感，当心率加快时患者感到心脏跳动不适，心率缓慢时又感到搏动明显。李老认为，心悸时心率可快可慢，心律可为窦性也可为异位。引起心悸的原因很多，临床常见：① 心血管疾病引起的心悸，如心肌炎、冠心病、心肌病、高血压等；② 非心血管疾病引起的心悸，如贫血、高热、甲状腺功能亢进、肠梗阻、低血糖等，还可见于应用β受体激动剂、氨茶碱、阿托品等；③ 自主神经（植物神经）功能紊乱引起的心悸，如神经衰弱、围绝经期综合征、惊恐或过度兴奋、剧烈运动后等。李老认为，明确西医诊断对心悸治疗效果极为关键，故推荐临床完善心电图、24 小时动态心电图、心脏彩超等检查，以了解心脏病变性质及严重程度。若怀疑患者有甲状腺功能亢进、低血糖或嗜铬细胞瘤等，可测定甲状腺功能、血糖、血尿儿茶酚胺等，必要时做腹部 CT 检查；贫血者可进行骨髓穿刺，以明确病因。

李老临证重视辨病施治，择其机要，有的放矢。对冠心病之心悸，补气血阴阳不足，酌加豁痰化瘀之剂，药选法半夏、全瓜蒌、薤白、桃仁、红花等。高血压致心悸者常由肝病及心，常配滋肾平肝潜阳药，如夏枯草、龙骨、牡蛎、炒黄芩、天麻、钩藤、制何首乌。病毒性心肌炎之心悸，多由邪毒犯心所致，初起加清热解毒药，如大青叶、金银花、苦参、连翘、紫花地丁；后期正虚邪恋，可配黄芪生脉饮扶正为主兼祛余邪。风湿性心脏病之心悸常属“心痹”范畴，当以“通”为主要治则，可酌加祛风蠲痹、通阳活血之品，如桂枝、羌活、桃仁、赤芍。肺心病之心悸，多由肺系疾患长期未得到根治，以致心、肺、脾、肾亏虚，痰浊、瘀血、水饮内停，常伴咳嗽、咯痰、气喘等，方选葶苈大枣泻肺汤，酌加化痰止咳平喘药，如蛤蚧（研末吞服）、浙贝母、紫菀、冬虫夏草。甲状腺功能亢进所致之心悸，常伴急躁、心烦、手抖等心肝火旺症状，在服用抗甲状腺亢进药物基础上，加疏肝清火药，如柴胡、牡丹皮、焦栀子、浙贝母、姜半夏、郁金、桃仁。女性围绝经期植物神经功能紊乱之心悸，肝郁脾虚而发热者，常伴急躁易怒、寐差、口干、喜凉饮、舌红、苔黄、脉弦，可用丹栀逍遥散加川楝子、郁金；心肾阳虚者常伴面色淡白、腰膝酸软、形寒肢冷、脉沉细无力，予二仙汤加味，可加菟丝子、鹿角片，并适当配何首乌、熟地黄等滋阴之品以阴中求阳。因二仙汤有对抗女性卵巢早衰作用，故对因雌激素水平下降诱发的心悸有效。

典型病例

某患者，女，65 岁，2014 年 2 月 19 日初诊。诉“阵发性心慌 6 年，加重 3 个月”。近 3 个月来心慌发作较频，曾服“参松养心胶囊”，症情稍减轻。就诊时心慌时作，寐差，夜间可惊醒，多疑，胸闷无胸痛，口干，纳可，二便尚调。有高血压病史 20 余年，血压最高 180/140 mm Hg，平时服“压氏达”，血压控制一般。查体：血压

170/96 mm Hg，神清，精神欠振，舌体瘦、舌尖红，苔薄白，脉弦数有力。心率 100 次/分、律齐，各瓣膜听诊区未及杂音，双下肢轻度浮肿。心电图示：T 波有明显切迹，考虑房早未下传。

证属心阴不足、内热扰心。

治法：滋阴清热、宁心安神。予天王补心丹化裁：柏子仁 10 g，酸枣仁 20 g，天冬 10 g，麦冬 10 g，生地黄 10 g，炙远志 10 g，紫贝齿 15 g，太子参 10 g，茯神 10 g，当归 6 g，五味子 10 g。7 剂，每日 1 剂，水煎服。另嘱：①低盐饮食；②予美托洛尔缓释片 47.5 mg，每日 1 次，控制心率，并配合压氏达控制血压。

二诊(2014 年 2 月 26 日)：心慌已减，胸闷未作，寐安，时有焦虑紧张，口不干，大便质软，舌尖红不显，脉弦细。心率降至 80 次/min。

守方去天冬、紫贝齿、茯神，加茯苓 10 g、煅龙骨(先煎)15 g、煅牡蛎(先煎)15 g、制香附 10 g。

继服 7 剂后，诸症消除，复查心电图未见异常，遂守方继进 7 剂，巩固疗效。随访 1 个月，心慌未作。

[按] 李老认为，心悸火热之邪内扰心神者宜分清实火和虚火，实火者宜苦寒直折，虚火者宜滋阴降火。本案二诊时，患者舌尖红不显、大便质软，为患者兼有脾虚，故易紫贝齿为无损脾之虞的龙骨、牡蛎，去滋腻之天冬；寐安，故易茯神为茯苓，加强健脾之效；又时有紧张多疑，故加香附解郁疏肝、理气调中。

四、总结

心悸病机多端，病理性质有虚、实两面，即心失所养和心脉不畅。具体而言，本虚以心气、血、阴、阳亏虚为主，导致心失所养；标实则以邪毒、痰火、水饮、瘀血阻滞为主，导致心脉不畅。治疗上，虚证宜补益气血、调理阴阳，实证则祛邪毒、清痰火、涤水饮、化瘀血。

因心悸乃自觉症状，悸动之时未必为心系之病，而严重的心系病变也未必表现为心悸之自觉症状。临床上，即便患者心悸是由心律失常所致，但心律失常的危险程度和症状的轻重程度也并不一定成正比。有些心律失常令人感觉不适，但致死风险低；有些心律失常不经常发作，但因患者有冠心病基础，或家族有猝死案例，或有晕厥史，尽管在平时无心悸，一旦发作致死风险却常较高。李老认为，中、西医应相互取长补短，把中医学之辨证论治和现代医学之科学实践密切结合起来，这样才能明确心悸的病因病理及病变性质，从而提高诊治水平。

从脾论治冠心病临证经验

冠心病属中医“胸痹”“真心痛”“厥心痛”之范畴，病位在心，病机有虚、实两方面，实为寒凝、气滞、血瘀、痰浊，痹阻胸阳，阻滞心脉；虚为气虚、阴伤、阳衰，肺、脾、肝、肾亏虚，心脉失养。其病理变化为本虚标实、虚实夹杂。临床诸医家治疗多采用辛温通阳、豁痰化瘀、益气温阳等方法。李老认为中医的治疗特色一定在于辨证论治，而不是一成不变的固化思维。

从脾论治胸痹一证，重视脾的运、化、升、降功能在该病发生发展中的作用，尽管脏病多以虚证为主，腑病多以实证常见，本病虽言从脾论治，但绝非单纯补益其虚，辨别标本虚实必不可少。

一、学术观点

冠心病及心绞痛从脾论治，又称“心胃同治法”，首载于《金匮要略·胸痹心痛短气病脉证治》：“胸痹心中痞，留气结在胸，胸满，胁下逆抢心，枳实薤白桂枝汤主之；人参汤亦主之”。名医邓铁涛是从脾论治冠心病的主要代表，李老亦一贯强调中医从脾论治胸痹的重要性，因为胸痹的病机与心脾、痰瘀密切相关，故主张调脾护心。

脾胃与心的生理及病理关系表现在三方面：① 心、脾为母子关系。心属火，脾属土，心为脾之母，脾为心之子。心藏神，主血脉，依靠脾胃运化水谷精微而化生心血，脾胃功能失调可影响气血运行。《医学必读》有云："有此生，必资谷气，谷气入胃，和调于五脏而血生。而人资之以为生者也，故曰后天之本在脾"。脾胃为后天之本、气血生化之源，靠心神之主宰、心血之濡养。② 脾胃与心有经络相连。《灵枢·经脉》有云："脾足太阴之脉，起于大指之端……复从胃，别上膈，注心中""足阳明之经……属胃，散之脾，上通与心"。《素问·平人气象论篇第十八》中有云："胃之大络，别名虚里，贯膈络肺，出于左乳下，其动应衣，脉宗气也"。因此脾胃经络与心络相连。③ 与宗气相关。宗气可以贯穿心脉，推动血液运行，其正常运行依赖于脾胃功能的协调。若脾胃功能失调，宗气失源，无力推动血液运行，轻则血瘀，甚至宗气不下，脉中之血凝而留止。《金匮要略》有云："胸痹，心中痞气，气结在胸，胸满，胁下逆抢心，枳实薤白桂枝汤主之；人参汤亦主之"。

因脾胃失调而致胸痹（冠心病）的原因在于：① 思虑劳倦过度，致脾胃内伤，运化失健，宗气乏源，心脉运行不利，从而致心脉痹阻，不通则痛，发为胸痹；② 饮食失节，或劳倦内伤，损伤脾土，酿生痰浊，阻遏胸阳，而成胸痹；③ 脾胃为全身气机升降之枢纽，影响人体的脏腑功能，情志失调，影响脾胃，中焦气机失利，气滞则血行不畅而致血瘀内停，痹阻胸阳，而致胸痹。

二、辨证分型

1. 脾胃虚弱型

症见心前区疼痛隐隐发作，时作时止，伴心悸，气短乏力，食少纳呆，便溏，舌淡、边有齿痕，舌苔薄白，脉细弱或三五不调。李老主张治以健脾益气，以参苓白术散为主方加减，药用：人参、茯苓、白术、桔梗、山药、甘草、白扁豆、莲子肉、砂仁、薏苡仁等。若清阳不升，中气下陷，则用补中益气汤加减；若气血两虚，心神失养，则用归脾汤加减；若脾胃虚寒，失于温煦，可仿仲景人参汤（即理中汤）加减。

2. 痰浊中阻型

在胸痹发病过程中，痰浊多与脾胃及肾亏最为相关，症见胸部闷痛如窒，伴见胸脘痞闷，纳呆呕恶，形体肥胖，头晕耳鸣，苔腻脉滑。李老主张豁痰健脾、泄浊宣痹，以瓜蒌薤白半夏汤为主方加减，药用：瓜蒌、薤白、半夏、佛手、陈皮、白豆蔻等。若瘀血内停明显，则加用血府逐瘀汤或丹参饮；若眩晕较甚，可合用半夏白术天麻汤加减。

3. 肝脾不调型

以胸部闷痛为主，发作与情志变化有关，伴两胁、胃脘部胀痛，嗳气，不思纳食，可发生肠鸣、腹痛、泄泻，舌淡红，脉弦。李老主张扶脾抑肝，以柴胡疏肝散为主方加减，药用：柴胡、枳壳、芍药、甘草、香附、川芎等。临证对气郁明显者，常选用越鞠丸加减，越鞠丸用于治疗胸痹证，解“六郁”，可以达到流通气血的目的，从而痹通而痛止。

典型病例

高某，女，72岁，有高血压病病史17年，下壁心肌梗死病史5年。

初诊（2003年2月17日）：胸闷伴活动后气短一年。近一年来，反复胸闷、气短，外院诊断为冠心病、陈旧性下壁心肌梗死、心房纤颤、心功能Ⅲ级、高血压病，予丹参片、阿司匹林等药，患者症状改善不显。刻下见：胸闷，活动后气短，伴右胁部胀痛，嗳气，无呕吐，纳食不香，大便每天1次，糊状，小便如常，夜寐欠佳。血压150/75 mmHg，空腹血糖7 mmol/L，心电图示：异位节律，心房纤颤，陈旧性下壁心肌梗死。舌淡红边有齿痕，苔白，脉弦细。

诊断：胸痹（肝脾不调）。患者年逾古稀，平素性情急躁易怒，日久影响脾胃，木旺乘脾，中焦气机失利，气滞则血行不畅而致血瘀内停，痹阻胸阳，而致胸痹。

治拟扶脾抑肝，以柴胡疏肝散为主方加减：柴胡6 g，香附10 g，枳壳10 g，芍药10 g，瓜蒌皮10 g，茯苓15 g，川芎10 g，车前子 10 g，丹参 12 g，炙甘草 5 g，14 剂，水煎服。

复诊（2003 年 3 月 3 日）：自诉胸闷、气短明显改善，仍时有右胁部胀痛伴嗳气，饮食、二便正常。因患者需至外地探亲，无服食汤剂条件，故嘱其带逍遥丸及复方丹参滴丸巩固疗效，2 个月后电话随访无明显不适，继续服用前药。

三、总结

目前冠心病的治疗方法有药物治疗、介入治疗和冠状动脉搭桥术三种方法。在药物治疗中，中医药的治疗地位不容小觑，中成药多芳香开窍、活血化瘀之品，如麝香保心丸、丹参片、复方丹参滴丸、通心络等已广泛用于临床。从现代医学角度讲，冠心病心绞痛的病理基础是动脉粥样硬化斑块的形成，病人往往见高脂血症。冠心病患者血脂代谢异常，脂质在动脉内膜下沉积，最终导致心脏的气血供应异常，这就是气虚生痰，进一步再导致血滞成瘀的病理发展过程。从中医角度来看，现代人的生活方式多食肥甘厚味、运动过少、紧张焦虑，易致脾胃受损，李老擅从调理脾胃着手，分型论治，可一定程度改善冠心病患者心绞痛等临床症状及血脂异常水平。李老临证擅长应用的相关治脾药物，如人参、黄芪、茯苓、白术、山楂、半夏等，也被现代药理研究证实其具有不同程度扩张冠状动脉血管、降低血脂、增加心肌收缩力等的作用。李师在治脾的同时还主张药物中配以活血通络之品，可达标本兼治之目的。临床疗效表明，从脾论治是治疗胸痹（冠心病）的重要思路之一。

调和阴阳治疗高血压临证经验

原发性高血压患者临床症状复杂多变，中医学认为原发性高血压主要与肝、肾两脏有关。患者素体阴阳失衡，气血脏腑功能失调是发病的根本。其主要病位在肝、肾、心、脑，病机特点为本虚标实，阴阳失调为本，风、火、痰、瘀为标。从症状上看，表现为上实下虚：上实多因肝风、肝火、肝阳上扰，气血逆乱；下虚多为肾阴亏虚、水不涵木而致肝阳偏盛。李老认为原发性高血压临床症状复杂多变，除考虑从肝肾论治外，应重视其阴阳失调、阴阳两虚的可能，尤其是对病程较长、症状错综复杂、反复波动的难治性高血压患者。

一、调和阴阳治疗原发性高血压机制分析

阴阳是万物之根本，自然界万物的产生、发展和变化，离不开阴阳的相互作用。阳主动而性散，可促进万物的气化；阴主静而性凝，可促进万物的成形。化气与成形，是物质的两种相反相成的运动形式。阳的特点是主动，有气化功能，可以促进脏腑发挥正常的功能。阳性热，可以化阴为气。阴的特点是主静，阴性

凝敛，可以凝聚而成形。

辨证论治和整体观是中医理论的基础内容。八纲辨证的目的在于通过整合四诊信息，高度概括疾病发生发展过程的整体性、确定性与相关性，阴、阳则是区分疾病类别、归纳证候的总纲，对病情的发展判断和动态观察起到了方向标的作用。

调和阴阳是中医治疗原则之一，是通过和解或调和以达到祛除病邪的一种治疗大法。阴阳气血调和是机体"阴平阳秘"的前提，失之则百病丛生。

调和阴阳的个体化：应结合个体情况，灵活采用阴中求阳、阳中求阴、补气生血、补气助阳等法，并结合兼夹病邪的性质，采用相应的祛邪法，使阴阳和调、气血冲和。

总体来说，许多原发性高血压患者就诊时多已患病日久，阴损及阳，导致阴阳两虚，出现相应的证候。真阴亏虚，虚阳上越，可见血压升高、头晕目眩等症状；肝失所养，虚阳化风，上扰清空，则头胀头痛、双目胀痛；肝肾虚则见腰膝酸软、耳鸣时作；髓海空虚则记忆力减退；阴不入阳，心肾不交则夜寐欠安；阴阳两虚，卫外不固，则潮热盗汗。其病机特点为本虚标实，其中以虚为本，应着重关注阴阳何方偏虚；热（火）、湿、痰、瘀等病理因素为标实。

二、临床选方及作用机制

临床治疗原发性高血压，应详细询问患者各方面症状，四诊合参，全方位审证求机，在调理冲任、阴阳并补的基础上，针对不同病机，佐以行气、敛汗、通下、化痰、行瘀等治疗。

李老选方多以二仙汤加减，基本方：仙茅 6 g，淫羊藿 20 g，巴戟天、知母、当归各 10 g，白芍 、全瓜蒌各 15 g，钩藤（后下）20 g，夏枯草 10 g，黄芩 10 g，杜仲 10 g。若大便秘结干硬难解者，加生大黄 5 g(后下)，全瓜蒌可增为 20 g；若汗出较著，加瘪桃干、浮小麦各 10 g；若阴虚明显，加石斛、生地黄各 10 g；气滞明显者，加郁金、绛香、佛手各 10 g；痰湿症状较著者可配伍制半夏、陈皮各 10 g；久病不愈，瘀热互结者可配伍牡丹皮、赤芍各 10 g；阳亢化风者，可加白蒺藜、天麻各 10 g。4 周为 1 个疗程。

二仙汤因方中两味君药为仙茅、淫羊藿（又名仙灵脾），故被称为“二仙”。二仙汤由张伯讷教授在 20 世纪 50 年代创用，方中仙茅、淫羊藿为君，巴戟天为臣，黄柏、知母为佐，当归为使。其中仙茅、淫羊藿、巴戟天君臣互佐，性温而不燥，有补肾壮阳之功；知母、黄柏性微寒入肾经，可以泻相火而补肾养阴；当归为使药，性温润，有补血和血之功。方中阴阳并补，寒热共行，补泻同施，尤以温补肾阳、清泻相火、滋养肾阴、补益冲任、调理阴阳平衡见长，使阴得阳助而源泉不竭，阳得阴生而生化无穷，阴阳互根互生，则诸症自除。方中，因知母、黄柏苦寒伤胃，对有胃部症状的患者，李老根据情况酌情予以更换。对汗多者常加浮小麦、糯稻根、瘪桃干等，对急躁易怒者常加镇肝及柔肝药物。

典型病例

某男，66 岁，因“头晕头痛 3 年，加重 2 周”就诊。患者 3 年前无明显诱因出现头昏不适，无视物旋转，无恶心呕吐，头部沉重不适，头疼时作，两侧颞部及前额胀痛，程度尚轻，能忍受。血压：(140～170)/(95～110)mmHg，诊断为高血压，

在外院口服“络活喜”(苯磺酸氨氯地平片)、“倍他乐克”后，血压在 140/90 mmHg 处波动，自觉头晕头痛症状较前明显好转。近 3 年来持续口服苯磺酸氨氯地平片，头晕头痛偶有发作，但程度较前减轻，休息后即可明显好转。患者因 2 周来与人争吵，后头昏头痛又作，症状同前。某医院诊断为植物神经功能紊乱，予以谷维素口服后未见好转。刻诊：潮热时作，面红目赤，视物模糊不清，烦躁不安，腰酸眼花，夜间自觉手足不温，但仍有盗汗，夜眠欠安，入睡困难，夜间易醒。小便尚调，大便偏干，胃纳欠佳，胃脘部饱胀感时作。舌体淡红，苔薄黄，中部及根部微腻，脉弦小。

予以二仙汤加减：巴戟天 10 g、当归 10 g、知母 10 g、仙茅 6 g、淫羊藿 20 g、白芍 15 g、全瓜蒌 15 g、钩藤(后下)20 g、黄芩 10 g、夏枯草 10 g、杜仲 10 g、浮小麦 10 g、瘪桃干 10 g、焦山楂、焦神曲各 10 g。7 剂，水煎成100 mL，早晚各服 1 次。

二诊：服药 14 剂后头昏头痛明显改善，胃部胀满明显好转，予原方去焦山楂、焦神曲，续服 14 剂，诸症皆愈。后患者续服苯

磺酸氨氯地平片，血压控制在130/85 mmHg左右，随访半年余，未诉其他不适。

[按] 患者为老年男性，年近七旬，肝肾不足，精血亏虚，渐致阴阳两虚。真阴不足，虚阳上越，上扰清窍，故头昏不适；上扰心神，故烦躁不安；肾虚失养，则腰膝酸软，手足不温；阴不入阳，心肾不交，则夜寐不安。结合患者的舌脉征象，考虑证属阴阳失调、阴阳两虚。予以二仙汤加减。患者自述目赤，视物模糊，故去黄柏，改用黄芩、夏枯草，以清上焦之虚热；予白芍以缓急止痛、钩藤以平肝潜阳，改善患者头痛急躁易怒的症状；患者胃部胀满，大便偏干，予以全瓜蒌以行气通便，并予焦山楂、焦神曲以消食导滞；浮小麦、瘪桃干以补虚止汗；加用杜仲，一是取其补肾强筋骨之功，二是因其具有降血压的作用。

李老用方阴阳并补、寒热共行、补泻同施，充分体现了中医的整体观和辨证论治的特点。

治疗冠心病心绞痛临证经验

冠心病是严重危害人类健康的常见病，发病率和死亡率较高。本病属于中医学中的“胸痹”“心痛”“真心痛”等范畴。

一、冠心病心绞痛的病因病机特点

冠心病心绞痛以胸部闷痛，甚至胸痛彻背、喘息不得卧为主症，基本病机为本虚标实。虚有气血阴阳的不足，但以心气虚为基本病理改变；实为寒凝、气滞、血瘀、痰浊的不同，但以血瘀为主。因“气为血帅”，气血虚弱无力则瘀自生，“血为气母”血不载气，血行不畅则气虚，“气主煦之”，气虚甚者为阳虚内寒，寒则血凝。气虚、寒凝、血瘀常互为因果，其中，阳气亏虚为本，血脉瘀阻为标。气虚血瘀是冠心病最常见的证型之一，冠心病血瘀证的形成与患者体内的脂肪代谢紊乱、血管内皮损伤及凝血机制失常等有关。在血瘀证的形成过程中，“气病” 与“血瘀”密切相关，但是临床上气病往往是血瘀的早期表现，治瘀必先理气，对血瘀证的治疗不仅要重视“治瘀”，更应注意 “治气”，这是因为心主血脉，气行则血行，若气虚不足，帅血无力，从而引起血行不畅而致血瘀为患。

由此可见，气血病变是冠心病的直接原因，心气不足、气滞血瘀，反映了冠心病“本虚标实”病机之内涵。不论是《金匮要略》中的瓜蒌薤白白酒汤治胸痹、《肘后备急方》用延胡索治心痛，还是《医林改错》中用血府逐瘀汤治疗胸痛等，所用的这些方药，大多为理气、活血之品，具有补、行、通之功，体现了中医“不通则痛、通则不痛”的治疗思想。

二、冠心病心绞痛的诊治思路

“宽胸宣痹、活血化瘀、芳香开窍、益气（阳）养阴”是李老诊治冠心病的思路总结，他认为在不同阶段、出现不同症状时，四法各有治疗重点，但可互相联合应用，总以“急则治标，缓则治本”为原则。

冠心患者在临床上常表现为心绞痛、舌质紫暗有瘀斑瘀点、气短乏力等症候，依据《内经》“正气存内，邪不可干”“治病必求于本”，李老在治疗冠心病时谨守中医传统经典理论，抓住本虚特点，时时不忘顾护正气，扶正以祛邪。以补益正气作为治疗的根本，扶正同时兼顾治标。

虽然临床冠心病辨证分型呈现多样性，但心血瘀阻、寒凝心脉、痰浊痹阻、气阴（血）两虚占大多数，而气虚血瘀占主导地位，气虚血瘀证也是冠心病心绞痛的常见证型。在冠心病心绞痛的中医药辨证治疗中，应抓住临床常见的基本证型，确立基本治法。证型间互相转化，则治法间互相融通；证型间互相兼备，则治法间互相渗透。立足于整体，细审五脏气血阴阳之不足，扶正祛邪，攻补兼施，以取得良好效果。

但急则治标，缓则治本，心绞痛发作时，以通阳去浊、行气化瘀为主，重在祛邪；症状稳定后，则以调和五脏气血阴阳为主，重在扶正。

李老认为虽然冠心病的基本病机为本虚标实，胸阳不振、气虚血瘀是其常见证型，但临床上往往虚实夹杂，在审证求因的同时，应抓主要矛盾，以益气、活血、通阳、化痰作为治疗胸痹的基本大法，并将其贯穿整个治疗过程之中。

1. 活血化瘀，行气通脉

常用川芎、丹参、柴胡、郁金、蒲黄、五灵脂、降香等。川芎入肝经，辛温香窜，走而不守，既入血分，又行气分，为“血中气药”，有温通血脉，活血行气功效；丹参苦而微寒，归心、肝经，专走血分，为凉血、活血祛瘀之要品，其有凉血而不留瘀、散瘀而不致血液妄行的特点。两药合用具有活血化瘀生新，通络止痛行气之功。柴胡、郁金有疏肝行气解郁，活血破瘀之功；蒲黄、五灵脂为活血、行气、止痛要药。

但如果一味大剂量使用活血化瘀药，则有耗气之嫌，故临床治疗应在活血化瘀的基础上，伍以益气养阴、理气化痰之品，加强祛瘀功效。

2. 补气，祛痰化浊

善用黄芪、人参、半夏、瓜蒌、枳实。黄芪补脾益气，并能温升阳气，配合人参大补元气；补气时以黄芪为要，人参为备，或以太子参替代人参，因太子参既能补气又不伤阴，适用于偏气阴不足者；半夏燥湿化痰，和胃消痞降逆，用于脾湿生痰，痰浊积滞阻塞心脉之胸痹；瓜蒌能涤痰导滞，宽中下气以开胸散结，有使人心气内敛之功；枳实有破气行痰，散结消痞之功。

同时，李老认为痰性黏腻，易阻碍气机，致使痰阻血脉，故在祛痰的同时，要运用健脾理气法，使痰化、气行、血行，脉络亦通。病久痛剧，形体尚实者，可用水蛭、地鳖虫等搜剔通络等物，以助活血化瘀之力。

3. 中西医结合，临证用药

现代医学中，冠心病的临床表现多种多样，其中心律失常为一大类。在临床中，老师结合现代的临床医疗检查手段，如心电图、心脏彩超等，针对各种不同的心律失常给予辨证用药。例如：若合并快速性心律失常者，加甘松、苦参和黄连；而对缓慢性心律失常者，则加麻黄、细辛等，但量不宜较大，以防其毒副反应；若伴有传导阻滞者，则用人参、仙鹤草；若合并高血压者，可加珍珠母、决明子、川牛膝、钩藤、白芍、黄芩、杜仲等。

典型病例

案例1：某患者，女，66岁，2011年5月11日初诊。心悸间歇发作2年，常感胸闷气短，心前区偶有疼痛，痛彻肩背，易出汗，面红，夜眠不宁，纳差，便干，两日一解，曾在外院诊断为：冠心病、心律不齐。服西药治疗，效果不佳。目前：唇暗红，舌质暗，苔微黄，脉弦涩。心电图示：心房纤颤。西医诊断：冠心病、心律失常。

中医诊断：胸痹，证属心气阴两虚，心脉瘀阻。治宜益气养阴，活血化瘀。处方：党参15 g，麦冬9 g，五味子6 g，琥珀2 g（吞服），丹参15 g，赤芍10 g，桃仁10 g，红花10 g，益母草15 g，茯苓15 g，炙远志10 g，炙甘草6 g。上方7剂，水煎服，每日1剂。同时口服冠心丹参滴丸10粒，每日3次。

复诊：述诸症明显好转，未再发胸痛。继服原方7剂，周身无特殊不适。

[按] 上方系生脉饮合血府逐瘀汤加减。方中，党参微苦，性平，益气养阴生津；麦冬甘、微苦，性微寒，养阴润燥、清心除烦；加丹参清心安神、活血化瘀；赤芍、桃仁、红花活血祛瘀而通血脉；茯苓、远志宁心安神，又可交通心肾；甘草调和诸药。本方配伍特点是益心气、养心阴、补心血、活心血、通血脉，宁心安神、活血祛瘀。

案例 2：朱某，男，68 岁，干部，2010 年 10 月 15 日初诊。因阵发性胸闷发紧伴呼吸不畅，同时胸骨中下段偏左侧疼痛，痛剧出汗，发病已 2 年，加重 10 个月，每当体力活动稍甚或情绪激动时即发作胸闷胸痛。平时嗜烟酒，发病后已减少，但未戒绝，体型肥胖，苔白稍腻，舌体淡胖，舌边有轻度齿痕，脉弦滑。心电图：多导联 S－T 段水平型下降＞1 mV，下波双相或倒置。血压：150 /100mm Hg。血总胆固醇：7.6 mmol/L，低密度脂蛋白：5.6 mmol/L。

中医诊断：胸痹（胸阳不振、痰浊瘀阻）。西医诊断：冠心病，不稳定型心绞痛，高血压病，高胆固醇血症。处理：用西药降血压、降血脂。中药：通阳宣痹、化痰通络。全瓜蒌 30 g，薤白 10 g，法半夏 10 g，桂枝 10 g，枳实 10 g，川芎 10 g，红花 10 g，延胡索 10 g，鬼箭羽 10 g，地鳖虫 5 g。上方 7 剂，每日 1 剂，水煎分 2 次服。另服麝香保心丸 2 粒、1 日 3 次，如胸闷痛发作时加用 2～4 粒，含化。

治疗两周后胸闷胸痛减轻，1 个月后平时已很少发作，仅在阴天或劳累时胸部仍有不适。因患者拒绝做冠脉造影及介入治疗，嘱戒除烟酒肥甘，调养性情，以益气和血、健脾化痰善后。

［按］上方系瓜蒌薤白半夏汤加味。方中，瓜蒌甘寒，宣痹化痰、开胸散结，能使人心气内敛，解除胸闷最好，兼有通便作用，副反应少，用量宜偏大；薤白辛苦温，温通心阳、化痰去浊，但有蒜味，有人食之胃部不适，需注意此点；半夏辛温，化痰散结；枳实行气化滞、消积化痰；川芎、红花、鬼箭羽、延胡索皆有活血化瘀止痛作用；另久病入络，以地鳖虫化瘀通络；桂枝辛甘温，通阳化瘀，与薤白同行通阳之功。然通阳活血之药皆不宜久服，见效后可予益气健脾、和血固本之品以善后。

治疗老年性便秘临证经验

中医对便秘病因病机的认识最早始于《黄帝内经》，在中医各家的临床实践中，便秘的治疗经验得到了不断的丰富和完善。《黄帝内经》称便秘为“后不利”“大便难”，认为便秘病机多属脾虚、胃热，与肾、脾、胃关系密切。《素问·举痛论》中曰：“热气留于小肠，肠中痛，瘅热焦渴，则坚干不得出，故痛而闭不通矣。”《素问·厥论》中曰：“太阴之厥，则腹胀后不利。”汉代张仲景《伤寒论》中论及“胃家实”“脾约”“闭气”“阴结”“阳结”，认为其病与寒热、气滞有关。《丹溪心法·燥结》中则认为便秘是由于肠胃受风，涸燥秘涩，或血少所致。明代张景岳于《景岳全书·杂证漠·秘结》云：“大便秘结一证，在古方书有虚秘、风秘、气秘、寒秘、湿秘等说，而东垣又有热燥、风燥、阳结、阴结之说，此其立名大烦，又无确据，不得其要，而徒滋疑惑，无不为临床之言也。不知此证之当辨者惟二，则曰阴结、阳结而尽之矣”，认为无火是阴结，有火为阳结，将便秘分为“阴结”“阳结”两类，以阴阳为纲进行辨证，在当时可谓是里程碑式的进步。明代医家李梃在《医学入门·燥结》中提出“虫积”“七情气闭”“痰滞不通”“药石毒”“脏寒”“血液枯”等皆可致便秘，并说：“燥属少阴津液不足，辛以润之，结属太阴有燥粪，苦以泻之”，丰富了对于便秘病因的认识。清代医家陈士铎于《石室秘录·大便闭结》中曰：“大便闭结者，人以为大肠燥甚，谁知是肺气燥乎？肺燥，则清肃之气不能下行于大肠”，指出便秘与肺有关，提出肺气燥也为便秘之病因，进一步完善了对便秘病因的认识。

李老对历代医家的著作进行了深入学习和探究，并结合自身多年对老年便秘患者的临床诊治经验，认为便秘的基本病机为大肠传导失司，其病位在大肠，但同时与脾、胃、肝、肺、肾等脏腑关系密切。① 与脾相关：脾失健运，糟粕内停或因脾肺气虚，中气下陷，大肠传导无力；或因平时贪凉，或过服苦寒药物，损伤阳气，或因为年老体虚，真阳不足，均可导致脾阳不足，肠道无以温运，津液不能正常敷布，寒凝成燥；或因脾气已虚，水不化津，聚为湿浊，脾土受困，脾气虚弱，运化失常，推动无力，脾主运化之功能失司，致使大便困难，形成便秘。② 与肝相关：肝主气机，若肝郁气滞，甚至气郁化火，灼伤津液，则腑气不通，气滞不行；或因肝失条达，横克脾土，以致气阻湿滞，大肠传导失司；或因湿热内阻，脾失健运，肝火灼津，湿气阻滞，传导失职，形成便秘。③ 与胃相关：胃与肠相连，胃热炽盛，下移大肠，内灼津液，大肠热盛，燥屎内结；外感寒邪，积聚胃肠，或恣食生冷，寒凝胃肠，则肠失传导，糟粕运行不利。④ 与肺相关：肺与大肠相表里，肺热肺燥，下移大肠，则肠燥津枯；肺气不降，气机郁滞，致大肠传导失职，糟粕内停；肺失清肃，则津液不能下润大肠，以致肠燥便秘。⑤ 与肾有关：劳役过度，房室劳倦，损伤阴精，肠失濡润而成阴虚秘。肾阴不足，则肠失濡养，便干不行；若肾阳不足，则大肠失于温煦，传运无力，大便不通。

在治疗上，李老提出对于老年性便秘应中西医结合，辨证论治。老年性便秘辨证的原则在于以虚实为纲、以阴阳气血为目。《中医内科学》教材将便秘的临床证型分为热秘、气秘、虚秘、冷秘，虚秘中再分为气虚和血虚。《慢性便秘中医诊疗共识意见》将便秘分为肠道实热证、肠道气滞证、肺脾气虚证、脾肾阳虚证、津亏血少证五型。李老博览众家之所长，结合众人之见解，针对老年性便秘提出以下观点：

一、老年人的便秘，多见虚实兼夹，因虚致实。由于老年人随着年龄的增长出现各项生理机能的衰退，肝肾渐亏，阴阳气血不足，所以老年人常并见多种慢性疾病，因此便秘形成的原因也较普通人群更为复杂。便秘虽为大肠传导失常，但与肺、脾、胃、肝、肾等脏腑的功能失调有关，其病程中常并见郁热、津亏、血虚、气虚、气滞、血瘀、痰浊、痰热、痰瘀等等，各种病理因素之间又存在先后、因果等多种错综复杂的关系，导致便秘反复难愈。虽病因复杂，但仍以虚实兼夹为主，多因虚致实。针对老年人的便秘，治疗往往不宜单纯通下，应因人、因症而异，标本兼顾。治疗上以益气养阴、补阳养血为本。李老总结多年经验认为：老年便秘患者病程较长，临床少见单纯实证，多见虚实夹杂。纵观其病理过程，多以气虚为本，气阴（津）两伤贯穿始终，可携湿、热、瘀等多种病理产物。

二、在治疗慢性功能性便秘中，治应突出一个“润”字，除选药应使用润肠通便之品以外，在治疗时必须注重调补脾之气阴，增强肺之肃降，兼顾肾之温煦，通过对脾、肺、肾三脏的调理，促进肠道分清泌浊的正常生理功能，以达到补气养血润燥、缓下导滞通便的治疗效果。

三、长期药物依赖便秘的患者中，阳虚便秘者占绝大多数。许多久患便秘之苦的老年人，在出现便秘症状时，首先想到的是各类泻药，且主要是刺激性泻药，如大黄、芦荟、番泻叶等及各种以上述物质为主要成分的中成药，而这些含蒽醌类的药物长期使用会产生依赖，造成大肠黑变病，损伤肠道神经，其结果是可能引起更加顽固的便秘。同时，此类药物性质大多苦寒，败胃的同时也可损伤患者的阳气，脾阳亏虚则无力运化水谷精微，肾阳亏虚则失以温煦，无力传运，导致便秘加重。

四、针对个体的综合治疗应该是便秘治疗的总原则。除了对排便本身的关注外，还包括向病人推荐合理的饮食和运动，改善患者的生活习惯，调整患者的精神状态和心理状态，建立正确排便习惯等等，目的是缓解症状，恢复正常肠动力和排便功能。对有明确病因者，应尽早进行病因治疗，尽量减少泻药的使用；长期依赖药物排便的患者，应避免滥用各种刺激性泻剂；若多日无法自行排便，可临时使用开塞露纳肛等方法以缓解症状。内科保守治疗无效的，可考虑外科治疗，但应严格把握手术适应证，并对手术疗效作出客观预测。

典型病例

张某，男，70岁，退休干部。初诊：2010年12月16日，因便秘30个月就诊于我科门诊。患者就诊前曾先后服用过乳果糖口服液、复方芦荟胶囊、苁蓉通便口服液等药物，服药后当天可排便，停服上述药物后便秘明显加重。现每日睡前服果导片1片，大便5～7日一行，便质不干，虽有便意但临厕努挣乏力，便难排出，常需要用开塞露纳肛后才能排出。舌淡红，苔薄白，脉沉细。若不服果导片，大便则7～12日一行。曾在我院便秘平台就诊，诊断为“慢性功能性便秘”“出口梗阻性便秘”。患者有“高血压”“糖尿病”病史16年，血压血糖控制尚可。

予维持原控制血糖、血压的治疗方案不变，并在此基础上采用济川煎加减治疗。药物组成：肉苁蓉30 g，锁阳15 g，当归30 g，怀牛膝15 g，泽泻10 g，升麻6 g，枳壳3 g，麻仁10 g，桃仁10 g。每日1剂，水煎服，15天为1个疗程。服药期间忌食生冷辛辣油腻之品。嘱患者服用上方时同时停服果导片。

患者服药约1周后排便过程明显较前轻松，每日1～2次，或1～2日一次，便质正常，服药2个疗程后停药，嘱患者严格饮食控制，多进食高纤维饮食，多饮水，定时排便，早晚顺时针方向按摩腹部，并保证一定的活动和锻炼。同时指导患者在家中自行行凯格尔盆底肌群锻炼。若超过3天大便未行，应立即予以开塞露纳肛以缓解症状，防止便秘恶性循环。

随访 3 个月仍排便正常，3 个月来共不定期使用开塞露纳肛以助排便 3 次，其余均为正常自行排便。

［按］患者高血压糖尿病病史多年，属于老年病后期阶段，正气渐衰，气血不足，阴阳两虚。中医认为“久病必虚”“久病及肾”，故治疗上仍以虚则补之为治疗大法，李老选用济川煎加味以补肾益精，润肠通便。方中用肉苁蓉、锁阳为君药，补肾益精，同时润肠通便；当归养血润肠，怀牛膝补肾强筋骨，同时善于下行均为臣药；枳壳宽中下气而助通便，升麻轻宣升阳，清阳得升，浊阴自降，且有欲降先升之妙；肾虚气化失职，水液代谢失常，以致浊阴不降，故用泽泻甘淡泻浊，又入肾补虚，与升麻、枳壳合用共为佐使。合而用之，成为温补通便之剂，寓通于补，寄降于升，故可见奇效。

养血凉肝息风法治疗帕金森病临证经验

本病可归属于中医学“颤证”“震颤”“振掉”等范畴，主要病因外责之风、寒、湿、热等外邪，内归于久病或年老体虚、内伤阴液，病机或虚或实，总以引动内风为主。李果烈教授多年诊治帕金森病，认真分析病机，总结治则治法，提出了一系列独到的见解。

一、阴血亏虚、肝风内动为基本病机

“诸风掉眩皆属于肝”，出自《素问・至真要大论》，属于“病机十九条”之一，这提示震摇、眩晕一类证从肝论治的重要性。《临证指南・眩晕门》谓：“经云诸风掉眩，皆属于肝。头为诸阳之首，耳目口鼻窍皆系清空之窍。所患眩晕者，非外来之邪，乃肝胆之风阳上冒耳，甚则有昏厥跌仆之虞。”这进一步说明震颤与内风、肝风有关。刘渡舟提出肝脏易产生肝风内动，其原因主要有：首先，肝为风木之脏，风性喜动，木性生发；其次，肝为少阳相火寄居之地，赖阴血之濡养而得以生发条达，阴血亏则龙雷不潜，相火升腾；再其次，肝属木，母为水，子为火，木介于水火之间，肝体阴而用阳，体柔而用刚，主升主动。若失条达，则肆其横逆之性，露其刚燥之情，故肝阳易亢，肝风易动。

肝体属阴多虚，王肯堂也在《杂病证治准绳》中论述："此病壮年鲜有，中年以后乃有之，老年尤多。夫老年阴血不足，少水不能制盛火，极为难治"，久病多虚。津血同源，肝虚多为肝血亏虚，邪热久羁伤阴，或阳亢阴伤，使阴亏血少，阴虚生风、血虚生风，同时虚风内动还可进一步耗伤阴精，最终筋脉失养，发为颤病。肝为风木之脏，内寄相火，体阴用阳，风火皆属于阳，多为兼化，颤证多伴火热。肝阳素旺，肝阳可进一步化火生风，内生肝风还可与风火外邪同气相召，风助火势，火动生风，风火相煽，互为因果。肝之阴阳失调，则可致阴虚动风、阳亢生风，虚风内动。

二、养血凉肝息风、调和阴阳为治疗大法

众多医家认为帕金森病病理性质总属本虚标实，本为气血阴阳亏虚，其中以阴津精血亏虚为主；标以气滞、血瘀、痰浊为主。李老根据自身多年的临床体会，认同帕金森病总属本虚标实，更主张肝之阴阳失调为其病机，阴血同源，阴虚生热，热伏血脉，阴虚风动，热极生火，从而阴血亏虚，肝风内动，风动肢摇。李老根据这一病机，设定养血凉肝息风、调和阴阳为治疗大法，进行选方组药，凝练出治疗该病基础用方——养血凉肝方，取得了较好的临床疗效，有效改善了帕金森病患者的生活质量。

养血凉肝方组成：当归 30 g、白头翁 30 g、仙灵脾 30 g、钩藤 30 g 组成。此方中当归甘、辛，温，归肝、心、脾经，补血活血，调

经止痛，润肠通便。《日华子本草》记载当归："治一切风，一切血，补一切劳，破恶血，养新血及主癥瘕"，为君药；白头翁苦寒，入肝与大肠经，凉血清热、凉肝息风，为臣药；仙灵脾配合当归调和阴阳，钩藤息风，并佐助白头翁凉肝，两者俱为佐药。

治疗风证，大多医家都会加用活血化瘀药，但是瘀血生风的病机一直被大家所忽视，实际上风证都会伴随血瘀，反之血瘀也进一步会导致肝风内动。名老中医颜德馨在古人"血虚生风"的理论上创立"血瘀生风"的观点，遵循"疏其血气，令其条达而致和平"的治疗原则。张景岳提出"凡诸病风而筋为强急者，治宜补阴以制阳，养阴以润燥，故曰治风先治血，血行风自灭，此最善之法"。因此李教授选用兼顾补血活血的当归作为君药。

《本草备要》云白头翁"有风不动，无风自摇，其象像肝，治血热风动"，认为白头翁有凉肝熄风之功。祝谌予治疗震颤常用白头翁配钩藤，他提出白头翁具有抗震颤作用，治疗帕金森病、甲亢等之血热动风。湖南中医药大学的吴华堂教授自拟震颤颗粒，也选用白头翁。丁俊生认为震颤麻痹为厥阴热证，按清泻肝火、凉肝息风治疗，方选白头翁汤加减，常获奇效。

李老论及仙灵脾，言其温而不燥，于众多助阳之品脱颖而出，广泛用于临床。李老善用仙灵脾，尤其是含仙灵脾的二仙汤，针对阴阳失调、阴阳两虚的调治，常可获效。当归配伍仙灵脾，阴得阳助而源泉不竭，阳得阴生而生化无穷，阴阳互根互生，阴平阳秘。钩藤清热平肝熄风解痉，钩藤与白头翁相配，平肝熄风定振止颤力量增强，祝谌予常用此药对治疗帕金森病、甲亢等之血热动风。

临证时李老常以养血凉肝方加用大生地、枸杞子、陈皮、法半夏等；若兼有失眠多梦、口苦、舌质红、苔黄腻、脉细数，则因脾虚痰生，郁久化火，上扰心神，佐以黄连、知母、阿胶以化痰清热、宁心安神；若兼见心悸胸闷、舌淡、苔薄、脉细弱，因脾虚血少、心神失养，应联合八珍汤健脾益气、养心安神；若兼见情绪烦躁，或因肝失疏泻、肝气郁结而见情绪低落、郁郁寡欢者，常佐以百合、香附、枳壳、绿梅花疏肝解郁、调畅气机；或因脾虚肝郁，日久化火，扰乱心神，焦虑烦躁，佐以龙胆草、黄芩、珍珠母等清泻肝火、重镇安神。

典型病例

张某某，男，57 岁，2016 年 6 月 8 日初诊。因“进展性左侧肢体震颤伴活动不利 5 年”至我院门诊。患者 5 年前无明显诱因逐步出现左手震颤，活动时不著，休息状态下震颤明显。当时未影响生活，故未引起重视。近 3 年来症状逐渐加重，渐渐波及左侧下肢。自觉左侧肢体活动欠利，持物不稳，行走时有明显拖拉感。近两周来行走 200 米左右即开始疲劳，转身时不稳，曾摔倒两次。四年前在外院诊断为“帕金森病”，服用“美多巴”1/4 片，每日 3 次。近期已逐渐加量至 1/2 片，每日 4 次。诉近 2 周服药半小时后行动有所好转，但药效持续时间较前缩短。患者视物模糊不清，烦躁不安，头痛头胀不适，腰酸眼花，夜间自觉手足不温，但仍有盗汗，头昏时作，头部自觉沉重，偶有头部胀痛，夜眠欠安，入睡困难，夜间易醒，小便尚调，大便偏干，胃纳欠佳，胃脘部饱胀感时作，口角流涎。家人代诉患者近年来少气懒言，性格渐内向，面部表情单一，对外界事物兴趣减少，拒绝参加社会活动，平素多疑，易激惹。查体：舌红，苔薄黄，中根微腻，脉弦小。予养血凉肝方加减。处方：当归 30 g、白头翁 30 g、仙灵脾 30 g、钩藤 30 g、大生地 20 g、枸杞子 20 g、党参 10 g、陈皮 6 g、法半夏 12 g、阿胶 10 g、香附 10 g、瘪桃干、绿梅花10 g、浮小麦 15 g，14 剂，每日 1 剂，水煎早晚各服 1 次。美多芭 1/2 片，每日 4 次仍续进。

二诊(2016 年 06 月 22 日)：服中药 14 剂后行走乏力、头昏头痛明显改善，感胃部胀满，予原方去阿胶，陈皮加至 10 g，加瓜蒌仁 15 g，焦楂曲 15 g，续服 14 剂。后患者自觉震颤仍作，但活动较前明显轻松，未再跌倒。

三诊：予二诊方 14 剂续进。后中药连续服用 3 个月，“美多巴”续服。

2018 年 2 月 28 日，该患者继续至李老门诊就诊。目前服“美多巴”1 片/次，每日 3 次，左侧上下肢体震颤仍作，右侧上肢近 1 个月开始震颤，行走困难，运动迟缓，肢体强直，肢体及关节疼痛，嘴角流涎，周身汗出较多，夜间翻身不能。抑郁情绪较严重，纳差，便秘，入睡困难。查体：舌红，苔黄腻，脉弦数。患者目前为阴阳两虚，予以阴阳并补，调和肝肾。

处方：当归 30 g、白头翁 30 g、仙灵脾 30 g、钩藤 30 g、大生地20 g、枸杞子20 g、仙茅6 g、党参20 g、太子参20 g、陈皮6 g、法半夏12 g、全瓜蒌15 g、肉苁蓉20 g、生大黄6 g、瘪桃干15 g、浮小麦15 g，每日1剂，水煎早晚各服1次。美多巴等西药不变。共服中药30剂。药后患者行走困难、运动迟缓、肢体强直、肢体及关节疼痛、嘴角流涎、周身汗出较多症状好转，便秘仍较重，需服用乳果糖口服液等通便药，情绪仍抑郁，震颤改善不明显。

［按］2016年，患者第一次就诊时，老年男性，起病5年余，肝血亏虚，肝肾同源，阴血同亏，阴虚生热，血虚化热，肝热熏蒸，肝热化风，肝风内动。初诊时患者视物模糊不清，烦躁不安，头痛头胀不适，眼花等俱为肝热之象。李老除运用大剂量当归作为君药，药专效宏，养血柔肝熄风，从根源上解决肝血亏虚之根本；更是大胆起用白头翁，作为臣药，清肝泄热，辅助当归解决血虚化热之疑难病机。肝肾同源，帕金森病作为退行性疾病，与肾精主髓和肾阳主机体活动的功能密不可分。李老肝肾同治，精血同补，阴阳兼顾，当归配仙灵脾，两药同用，阴得阳助而源泉不竭，阳得阴生而生化无穷，阴阳互根互生。绿梅花轻疏肝气，理气解郁，且无柴胡劫肝阴之虞。患者夜间盗汗，予以瘪桃干、浮小麦补虚止汗。二诊时，患者胃部胀满，故停用阿胶防滋腻碍胃，患者大便偏干，予全瓜蒌行气通便、焦楂曲消食导滞。

2018年，患者时隔2年就诊时行走困难，运动迟缓，肢体强直，肢体及关节疼痛，嘴角流涎，周身汗出较多，阳虚明显，此时帕金森病发展至阴阳两虚阶段。李老对此阴阳同调，方中加用仙茅、肉苁蓉等补阳之品，党参、太子参等补气之品亦明显加量。

李老此案中诸药合用，阴阳并补，肝肾同调，寒热共行，补泻同施。若单纯或攻或补，或清或温，或滋阴或壮阳，必将致症情复杂化，愈发难以调理。

调治肝肾阴阳治疗帕金森病临证经验

一、肝肾阴阳失调为基本病机

李老认为，临床诊治帕金森病，不能拘泥于传统对颤证的诊疗思路。通过对多年临床诊疗经验的总结，他认为帕金森病主要病位在脑，与肝、肾、心有关，病机特点为本虚标实，以肝肾阴阳失调为本，风、火、痰、瘀为标。

初期——肝肾阴虚兼肝阳上亢

帕金森病起病之初多表现为阴虚阳亢之证，以肝肾阴虚、脑髓空虚或筋脉失养为本，并多以感受“外风”，或因起居、情志因素触动“内风”而出现风动之证为标，亦可伴痰、湿、火等诸邪，多见肝郁脾滞之候。在这一阶段，患者震颤强直症状较轻，生活质量尚可。此期患者因肝肾阴亏，虚阳上越，症见头晕目眩、两颧泛红、舌红少苔、脉细弦等；肝失所养，虚阳化风，可见四肢痉挛、肢麻震颤、活动欠利；虚阳上扰清空，故作头胀头痛、双目胀痛；肝不藏血，心失所养，则心悸胸闷、烦躁易怒、情志异常、失眠健忘；脾虚不运，痰湿内生则见头重如裹、胸中胀满不舒、纳谷不馨、腹中痞满，甚至便干难解；肾阴亏虚则见腰膝酸软、形体消瘦、潮热盗汗、五心烦热、耳鸣时作、咽干颧红、尿黄便干等。

中期——肝肾阴阳两虚

随着病情的进展，肝肾两脏进一步亏虚，同时精血乏源，运化失常，进一步出现痰、瘀、毒等病理产物，这些病理产物也常被视为“第二病因”，又进一步加重诸脏亏虚，但其基本病机仍以肝肾阴阳两虚为主。患者症状在初期的基础上有所加重，逐步出现日常生活自理能力下降，肝阳、肝风等症状较初期可有轻度缓解，但肾阳虚症状多在此期开始出现。除初期之肝肾阴虚的症状外，肾阳虚则多见身冷肢寒、下利清谷；髓海空虚则见头晕乏力、记忆力减退甚至痴呆；阴不入阳，心肾不交，则见夜寐欠安；阴阳两虚，卫外不固，则见潮热汗出、夜间盗汗、疲劳乏力，甚至“脂颜”；痰湿中阻，则兼见脘腹胀满、头重如裹、眩晕时作；瘀血阻络，则见肌肤甲错、面色紫暗、舌紫、脉细涩或结代。久病则痰瘀阻络，甚至郁久化火，热络血瘀，胶结难愈。

晚期——肾阳虚

随着病情的进一步加重，肝肾精血虚损，且诸虚损互为因果。此时患者多见气血阴阳俱虚，但以肾阳虚为主，部分患者亦可见痰、瘀等胶结难化。此时患者症状进一步加重，生活不能自理，行走困难，甚至部分患者已长期卧床。临床多见患者体型消瘦，肢体强直僵硬；肾阳虚衰不能温养周身，则见腰膝酸痛动辄加重、面色㿠白、形寒肢冷；阳气不足，心神无力振奋故见嗜睡、少气懒言、多梦；肾阳不足，脑髓失养则见记忆力减退、反应迟钝；肾主水司二便，在液为唾，肾阳不足，膀胱气化障碍则见唾液增多、夜间多尿、小便清长、余沥不尽、尿少或夜尿频多、大便秘结难解或腹泻与便秘反复交替。

肝藏阴血，位居膈下，主疏泄，性喜条达，故被称为“体阴而用阳”；肾藏志，主水，为一身阴阳之根本。帕金森病临床症状虽复杂多变，但肝肾阴阳失调贯穿于疾病的整个发生发展过程。临证时，仍应以肝肾阴阳辨证为其辨证基本思路，重视阴阳失调，甚至阴阳两虚的可能，尤其是对病程较长、症状错综复杂、反复波动和症状逐步加重的帕金森病患者。

二、从肝肾阴阳失调分期辨治

初期——补益肝肾，养阴清热

对于本病初期，当治以补益肝肾、养阴清热，并佐以息风通络化痰等治标之药。临证时，李老常以六味地黄丸加减化裁，常用药物有：大生地、丹皮、山茱萸、淮山药、茯苓、泽泻、炒杜仲、枸杞子、川续断、桑寄生、怀牛膝、菟丝子、女贞子、旱莲草等。六味地黄丸组方严谨，三补三泻，补泻结合，为临床常见的甘淡平和、补而不滞的平补之剂。

若兼有失眠多梦、口苦、舌质红、苔黄腻、脉细数，则因脾虚痰生，郁久化火，上扰心神，佐以黄连、知母、阿胶以化痰清热、宁心安神；若兼见心悸胸闷、舌淡、苔薄、脉细弱，因脾虚血少、心神失养，应联合四物汤健脾益气、养心安神；若兼见情绪烦躁，或因肝失疏泄、肝气郁结而见情绪低落、郁郁寡欢者，常佐以百合、香附、枳壳、绿梅花疏肝解郁、调畅气机；或因脾虚肝郁，日久化火，扰乱心神，焦虑烦躁，佐以龙胆草、黄芩、珍珠母等清泻肝火、重镇安神。

中期——阴阳并补

李老认为，此期以阴阳并补、调和肝肾为主，同时针对不同病机，佐以行气、敛汗、通下、化痰、行瘀等，方选二仙汤加减，以仙茅、仙灵脾、巴戟天、知母、当归、白芍、全瓜蒌为基础方，佐以钩藤（后下）、肉苁蓉。本方阴阳并补，寒热共行，补泻同施，虽温但不燥，虽寒但不滞，虽补而不热，尤以温补肾阳、清泻相火、滋养肾阴、调理肝肾阴阳平衡等见长。

若大便秘结，干硬难解，加生大黄（后下），全瓜蒌加量；若汗出较著，加瘪桃干、浮小麦；若阴虚明显，加川石斛、大生地；气滞明显，加郁金、降香、佛手片；痰湿症状较著可配伍制半夏、陈皮；久病不愈，瘀热互结，可加丹皮、赤芍；阳亢化风，加潼白蒺藜、天麻。

由于仙茅有小毒，故李老临床用量偏小，而仙灵脾有镇静安神的作用，故用量略大。知母黄柏苦寒伤胃，对有胃部不适的患者，李师常酌情予以更换。通过多年的观察和总结，李师发现二仙汤对帕金森病中期阴阳两虚证的治疗作用较为明显，其在良好控制震颤强直的同时，也能明显改善临床常见的头昏目眩、心悸不安、烦躁易怒、潮热盗汗、夜寐不宁、纳谷不馨、腰酸腿软、遗尿便秘等症状。

晚期——补益肾阳

此期补益肾阳应灵活采用阴中求阳、补气生血、补气助阳等诸法，伴有标实的应结合化痰、利湿、化瘀、行气等等，使阴阳和调、气血冲和。李老治疗时多选用金匮肾气丸、右归丸等，常用药物有熟地黄、淮山药、山茱萸、茯苓、牡丹皮、泽泻、肉苁蓉、制桂枝、制附片、怀牛膝等。

并发痴呆者，若因脾胃久虚、肾精不足、髓海空虚、神明失聪而致，常佐以益智仁、熟地、黄精等补肾填精、益髓充脑；若因气虚血瘀、痹阻脑络、脑神失养、神机失聪而见痴呆，常运用赤芍、丹参、三七以活血祛瘀、开窍醒神；脾胃阳虚、中州失运导致大便秘结者，辅以济川煎加减以温阳通便。

李果烈治疗早期糖尿病肾病临证经验

糖尿病一般病程较长，久病入络，久必产生瘀，许多糖尿病并发症与血瘀有关，如糖尿病足、糖尿病神经病变、糖尿病心脏病等，早期糖尿病肾病的基本病变是络脉瘀阻，血流动力学异常，该病变贯穿整个病程。李老结合中医络病理论，提出糖尿病肾病“肾络受损”的学术思想，提出肾络损伤发病的“两易”特点：肾络蜿蜒曲折，呈小而细的特征，血行脉络呈缓而慢状态，故易造成缓滞成瘀；阴络为脏腑之络，病久入深，造成易入难出。故活血化瘀通络，改善血流动力学异常，应贯穿疾病治疗之始终。由此，李果烈教授将早期糖尿病肾病的基本病机归纳为气阴两虚、瘀血阻络，而气阴两虚为本、瘀血阻络为标，其病位在肾、脾，病理性质属本虚标实、虚实夹杂。

一、益气滋阴、化瘀通络为根本大法

糖尿病肾病（DN）的早期临床表现常常复杂多变，有的比较隐匿，甚至症状不显，仅出现微量白蛋白尿，有的则变证四起，所以中医对早期 DN 的辨证治疗也纷繁不一。有学者将早期糖尿病肾病辨证为阴虚燥热证，予以清热滋阴润燥治疗；有学者将早期糖尿病肾病辨证为肝肾阴虚证，予以补益肝肾滋阴治疗；有学者将早期糖尿病肾病辨证为肾虚血瘀证，予以补肾活血治疗；有学者将早期糖尿病肾病辨证为脾肾两虚证，予以益肾健脾治疗；有学者将早期糖尿病肾病按照三焦理论进行分期治疗，早期治在上焦补益肺气温阳为主。而李果烈教授根据自己多年的临床经验，确定了益气滋阴、化瘀通络的治法。

临床上出现微量白蛋白尿是早期 DN 最重要之特点，现代医学所指的“尿蛋白”与中医学所指的“精微”物质从广义的中西医结合角度上是相通的，故减少 DN 患者的微量白蛋白，即为减少中医学中所指“精微”下泄。李果烈教授提出“摄精”的概念，即固摄精微，防治流失，既“防”也要“治”，结合本病的病因病机，要标本兼顾，故认为补肾健脾、益气滋阴是治本，而化瘀通络为治标，通络治疗应贯穿治疗始终。

常用药物有：黄芪、枸杞子、山药、女贞子、三七、鬼箭羽、益智仁、芡实等。黄芪具有补中益气利水作用，现代药理研究表明，黄芪含黄芪多糖，可以改善糖尿病患者肾脏病理改变，对体液免疫、细胞免疫均有促进作用，能促进蛋白质更新，减少蛋白质流失，对蛋白质代谢有促进作用。枸杞子具有补肾益精、养肝明目作用，现代药理研究表明，枸杞子中的枸杞多糖是一种免疫反应的生物反应调节剂，能明显提高吞噬细胞的吞噬功能，提高淋巴细胞的增殖能力，能保肾抗衰老，并有调节血脂、血压、血糖作用。临床遣方中生黄芪和枸杞子常共为君药。山药，《本草纲目》云："益肾气，健脾胃"，功效为健脾补肺，固肾益精。药理研究表明，山药有促进干扰素生成和增加 T 细胞数的作用，能再生修复受到损伤的肾脏组织，可减少尿蛋白的流失，对突变细胞具有抑制作用。女贞子益肾养阴，黄精健脾益肾、补气养阴。三七有散瘀止血补虚作用，临床上用于治疗各种瘀血症。鬼箭羽活血化瘀、通经活络。益智仁能补脾暖肾、摄津固精，《景岳全书》云："善补阴者必于阳中求阴，善补阳者必于阴中求阳。"芡实甘、涩、平，归脾、肾经，益肾固精、健脾除湿，现代药理研究表明本品具有收敛、滋阴作用。诸药同用，共奏益气滋阴、化瘀通络之功。

临证中李果烈教授以上述诸药为治疗早期糖尿病肾病的基本方，并进行随证加减。阴虚甚者，加墨旱莲、生地黄、天花粉；血瘀甚者，加赤芍、莪术、地龙；气虚甚者，加党参、炒白术、黄精；水肿甚者，加猪苓、泽兰、车前草。

我们工作室团队在门诊和病房进行多年的临床观察，运用李果烈教授益气滋阴化瘀通络法治疗早期 DN，疗效颇佳。从西医角度考虑，其机理在于能改善肾小球高滤过，促进肾微循环，增加肾动静脉血流，减少尿蛋白，从而改善肾功能。

二、重视中西医并举，辨病与辨证相结合

李果烈教授认为中西医结合治疗，才能在早期 DN 的诊治过程中取得更好疗效，且在疾病不同阶段采取不同的中西医治疗方法。临床上进行中医辨证治疗时将微量白蛋白与中医辨证论治有机地结合起来，做到辨病与辨证相结合，西医与中医相结

合，取得最佳疗效。

在治疗早期DN时，李果烈教授强调重视控制“三高”，即高血压、高血糖、高血脂，更注重中药、西药结合产生的治疗效应。患者血糖尽量控制在接近正常范围，若口服降糖药控制血糖不佳时，尽早使用胰岛素降血糖。嘱咐病人要低蛋白、低磷饮食，低蛋白低磷饮食能减轻DN患者肾小球高滤过程度，有效减慢DN进程，每日蛋白摄入量应根据DN分期对待，早期DN蛋白质摄入量定在每日每千克体重0.6～0.8 g。对血脂高的早期DN患者，调节血脂是非常重要的，应控制饮食，尤其是减少富含胆固醇以及饱和脂肪酸的食物，增加富含不饱和脂肪酸食物。其次要恰当选择调脂药物，对于甘油三酯偏高的DN患者，首选贝特类降脂药，如非诺贝特等；低密度脂蛋白高、总胆固醇高的患者，首选他汀类药物，如立普妥。他汀类药物具有肾脏保护作用，因为可抑制多种生长因子刺激导致的炎症反应以及系膜细胞增生，可延缓DN进一步发展。降压药可选择ACER和ARB两类降压药，具有降低尿蛋白的作用，延缓肾功能退变，而ARB在降压同时减慢肾小球动脉硬化的发展，防止出现纤维化。严格调控血压，能减少蛋白尿的发生率。临床上部分早期DN患者即便是血压正常，但因存在微量白蛋白尿也可使用ACER和ARB这两类降压药，目的在于改善尿蛋白。

三、强调早期预防，早期发现，早期治疗

糖尿病肾病是导致糖尿病患者死亡的主要原因之一，多数

患者最终会提前死于心脑血管并发症，或发展为肾功能衰竭。通常 DN 的发展为一个渐进性的过程，开始无蛋白尿，中途经微量蛋白尿和显性蛋白尿两个阶段，最后可能步入最终阶段一尿毒症期。以往肾炎引起尿毒症最常见，近年来 DN 引起尿毒症为最多见。李果烈教授认为，由于早期 DN 具有隐匿性的特点，很多 DN 患者仅在实验室检查时查出微量蛋白尿，而没有明显的肾病临床表现，故未及时进行干预治疗，而如果 DN 进入中晚期，临床上出现显性蛋白尿，出现肾功能不全，甚至出现尿毒症，治疗起来就相对比较困难。但如果在该病早期及时发现、及时诊断、及时干预治疗，可以延缓病情进展。故应在糖尿病肾病萌芽状态即微量蛋白尿期予以控制，治疗起来相对容易且最经济，而且在微量蛋白尿阶段进行干预，除了消除微量蛋白，甚至还有可能将肾损害逆转。因此，在临床上怎样更有效地预防和治疗早期 DN 已成为目前一个研究热点。

李老认为 DN 的防治是一个系统工程，需要综合调治，既要防，也要治。糖尿病肾病有其自身的发生发展规律，在临床治疗中，要发挥中医药的优势，在不同的时期采取更合适的治疗手段，而中医药的治疗可贯穿治疗始终。《黄帝内经》曰："圣人不治已病治未病，不治已乱治未乱。"李老教导我们后辈，中医一直提倡治未病，对于尚未出现早期 DN 的糖尿病患者，可根据其基础病史、体质、年龄特点，在肾功能正常、尚未出现蛋白尿，也没有任何不适症状时，就要从思想上高度重视，要重视养生调护，从而使"正气存内，邪不可干"。他主张从早期要限制蛋白摄入量，做到精而少，即“保质限量”。此外还强调患者要慎避外邪，并适当服用金水宝、六味地黄丸等中成药预防，以免精气失摄、阴液亏耗。同时定期复查尿微量蛋白等指标，早期发现病情变化，尽早对症治疗。

典型病例

郜某，男，77 岁，2014 年 5 月 14 日初诊。患者有 2 型糖尿病病史 10 年，目前予甘精胰岛素 22 U 皮下肌注，每日一次，血糖控制尚可，高血压病史 6 年，服用缬沙坦氨氯地平 80 mg，每日 1 次。近 3 个月来感腰酸乏力，双下肢浮肿麻木。查肾功能，尿微量白蛋白定量：335.0 mg/L，尿 α_1 -微球蛋白：27.0 mg/L，尿 β_2 -微球蛋白：0. 278 mg/L。查 24 小时尿蛋白定量：1 078.5 mg/24 h。指标均高于正常值。刻诊：口干欲饮，神疲乏力，易汗出，腰酸，双下肢轻度浮肿麻木，有时头晕，纳谷一般，夜尿 4 ~5 次，大便尚调，夜寐不安，舌尖稍红，苔薄，唇略紫，脉细弦。测空腹血糖：6.7 mmol/L，餐后血糖：11.9 mmol/L，测血压：150/95 mm Hg。中医诊断：消渴病肾病（气阴两虚夹瘀证）；西医诊断：① 糖尿病肾病Ⅲ期；② 2 型糖尿病；③ 高血压病（2 级高危组）。

中医辨证考虑为气阴两虚，瘀血水湿内停。治法：益气滋阴，活血利水通络。处方：生黄芪 20 g，制黄精 10 g，枸杞子 10 g，制女贞子 10 g，益智仁 10 g，炒山药 10 g，陈皮 6 g，芡实

10 g，车前草 10 g，鬼箭羽 10 g，泽兰 10 g，三七 10 g，猪苓 10 g。每日 1 剂，水煎服。

2014 年 5 月 28 日复诊：口干乏力不显，双下肢浮肿消退，腰酸肢麻减轻，夜尿 2 次，唇略紫，舌淡红，苔薄，脉细弦。前方去猪苓、车前草，加赤芍 10 g。守方 2 个月后，患者诸症好转，复查尿白蛋白排泄率、肾功能、血糖、糖化血红蛋白等均在正常范围。

[按]《圣济总录》云："消渴日久，肾气受损，肾主水，开合不利，发之水肿。"该患者久患消渴之病，导致脾肾不足，阴伤气耗，气阴两虚，固摄失职，致精微不固。病程较长，久病入络，久必产生瘀。肾虚开阖失司，水湿内停，发为水肿。中医辨证考虑气阴两虚，兼夹瘀血水湿内停，故拟益气滋阴，活血利水通络为治则。方中生黄芪补气健脾、利水消肿，枸杞子滋阴补肾、益精明目，两者共为君药。山药补脾肺肾之气阴，制女贞子滋补肾阴，制黄精益气滋阴、滋肾填精以助药力；益智仁补肾纳气，固精缩尿，以期"阴得阳助而泉源不竭"；芡实益肾健脾固精，取其收敛之功，以期"摄精"，减少蛋白流失；三七活血化瘀通络，鬼箭羽破血逐瘀通络，佐以车前草、猪苓、泽兰利尿消肿，泽兰亦能活血化瘀。诸药合用，气阴俱补，补中有泄，泄中有敛，患者悉症自除。

补心运脾和化痰逐瘀治疗胸痹临证经验

胸痹为临床常见疾病，多以胸闷、胸痛为主要症状，严重时甚至出现胸痛彻背、喘息不得卧等表现，多与现代医学冠状动脉粥样硬化性心脏病（冠心病）密切相关。

一、审析病机

1. 病之本虚，尤重心脾

“胸痹”之病名虽首见于《金匮要略》，其实《黄帝内经》中早有对其临床表现的记载，而后有《圣济总录·心痛总论》“卒心痛者，本于脏腑虚弱”之言，以脏腑“虚”概括了胸痹之本。气虚者，心气无力鼓动心血，则有胸闷不舒、胸中滞涩之感；血虚者，心失濡养、不荣则痛，可见心胸闷痛，面色皖白等症；若心阴亏耗、心神欠荣，则表现为心中烦热、夜寐不佳、盗汗频作等阴虚内热之象；若心阳不足，无力助运宗气、温运血行，致胸阳不展、瘀阻心胸，可见胸中疼痛、畏寒等症。然胸痹之为病，病程较长，日久阴阳互损而致虚象兼夹。李果烈教授总结多年的临床工作经验发现，情志与饮食失常已成为现今社会胸痹发病的两大重要因素。五脏之中，心为“君主”，主神明且统领它脏，若情志失调、七情为病，心神首当其冲，而后它脏受累；脾为“后天之本”，主水谷精微之运化，若饮食失常、失宜，首先损伤脾胃，进而变生他病。故李老在审析胸痹本虚病机时，尤重心、脾两脏。心、脾二者，火土互用、母子相生，协同促进血液的生成与正常运行。若饮食失宜，脾之气血受损，生化乏源，可致母脏之气血亦虚，心脉不得充分濡润而作痛；又或劳神忧思过度，耗伤心血，母病及子，殃损脾气，心脾两虚，心脉濡养乏源而发胸痛，故胸痹者主要表现为心脾两虚之证。

2. 病之标实，尤重痰瘀

胸痹之为病，与气滞、阴寒、痰浊、瘀血等病理因素密切相关，现代研究已证实了其相关性。古代医家亦早有对胸痹病理因素的多种分析。宋·陈无择言胸痹为“喜怒忧郁所致”，情志不舒可影响气之运行，而血随气走，气不行致血不通，故发为胸痛，多有胁肋部胀痛不舒、喜太息等气郁表现。《医学正传·胃脘痛》云：“大寒触犯心君”，若本有虚寒，适逢实寒入里结于胸，胸中阴寒凝滞不通而致本病，其痛势明显，亦可见肢冷、恶寒等。《金匮要略·心典》言“有痰浊阻其间”，因心之气、阳被上犯之痰浊所阻，故气不得通、阳不得展，发为胸痹。《针灸甲乙经·卷之十一》云：“胸中瘀血，胸胁满痛”，离经之血消散不及，或气滞、阴寒、痰浊阻络均可产生瘀血积于心胸，可见心脉瘀阻之象。李果烈教授在多年临床辨治过程中发现，痰、瘀二者常胶着黏滞、痹阻心脉，痰瘀互结已成为胸痹常见证型之一。津液在人体内布散异常或排泄受阻可致痰浊内生，离经之血内积或脉中血行不畅则可致瘀血生成。又因“津血同源”，故痰、瘀二者常相互交结、错杂为病。痰性黏滞，若滞于脉络，阻碍气血运行，可致血行不畅；瘀血内生阻络，影响气机，气难化津，致津被迫外渗，积聚后复生痰浊，如此循环，痰瘀错杂，而胸痹日甚。

二、治则治法

1. 心脾同调，补运结合

《黄帝内经》云：“正气存内，邪不可干”。李老在治疗胸痹时，时刻不忘其气血阴阳不足之本，尤重顾护正气。对于心气虚者，常以七福饮为基础方，治以益气养心；心血不足者，治以养血宁心，予归脾汤为底方；心阴不足者，临证以生脉散合炙甘草汤化裁，以益心气、养心阴；心阳虚衰者，当先大补元气、温通心阳，予参附汤加减。然在顾护主脏正气的同时，李老亦重视补益后天之本。《吴医汇讲》云：“脾之生化，其用在于健运”，故他强调补脾的关键不在于“补”，而在于“运”。临证时，李果烈教授常以清平淡渗之品，如党参、白术、山药、薏苡仁一类以健脾助运，慎防壅遏失运或滋腻碍胃之弊。脾胃运化有道，五脏气血得源，心之脉络得以濡养畅通，其病乃治。

2. 痰瘀同治，佐以温阳、调气、清热

李果烈教授在治疗胸痹痰瘀同病时，主张痰瘀同治，临证时注重化痰药与活血祛瘀药相配，如全瓜蒌与紫丹参相伍，增强祛邪之功。在痰瘀同治之余，李老亦重视温阳、调气、清热之法。胸痹之病机为本虚标实，心之阳虚尤需重视，故在治痰治瘀的同时，仍需予温阳之品，鼓舞心之阳气，以助祛邪；同时，行气亦可助力于化痰祛瘀，所谓“气为血之帅”，气行血亦行，“理气而痰自顺”，气畅而痰自消，故李教授常于活血、化痰药中加佛手、枳壳等调气之品，以增强化痰逐瘀之力。若痰瘀久郁化热，复灼津为痰，痰热交结复生瘀血，如此循环，则痰瘀之弊日甚，尤以好食肥甘、喜嗜烟酒之人多见。在治疗此类患者时，李老常嘱患者注意饮食调摄，用药中佐以滋阴清热之品，如知母、竹茹一类，恐其化热复生痰瘀之变。

三、辨治特色

1. 用药灵活，中西汇通

李果烈教授在辨治胸痹时，必详察病情，抓住其本虚标实之病机，益气通阳、健脾化痰、活血祛瘀等多法并用。李老益气通阳多以黄芪、太子参相伍，使气阳得益、津血得生，而无伤阴之弊；健脾化痰常用半夏、白术，配以全瓜蒌涤痰导滞、宽胸散结；活血祛瘀多以川芎配伍丹参，川芎为“血中气药”，善行气活血，

丹参既活血又凉血，二药相伍，治以行气通络止痛、活血祛瘀生新；若遇病程日久，痰瘀互结较甚，形体尚实者，可少佐虫类药如水蛭、地鳖虫等，搜风剔络，增强活血祛瘀之力。

对于胸痹合并他病者，李教授善于借鉴现代医疗检测结果，辨证与辨病结合，指导临床用药。如胸痹合并心律失常者，加黄连、甘松清心养心；合并高血压者，加天麻、钩藤、白蒺藜平肝潜阳；合并血脂异常者，加山楂、荷叶调脂降脂；合并糖尿病者，加玄参、葛根生津降糖。

2. 健康宣教，注重生活调摄

在治疗本病时，李果烈教授非常重视患者的情志、饮食、寒温、劳逸等多方面的生活调摄。每遇患者情志不佳，李教授则耐心倾听、悉心开导，嘱患者保持平和心态、心情舒畅，慎勿惊恸或忧思太过。李老赞同“节戒饮食者，却病之良方也”，提醒胸痹者清淡低脂饮食，食勿过饱，老年人尤需多食含膳食纤维丰富的食物，如糙米、芹菜、茼蒿一类，以保持大便通畅；同时嘱患者注意防寒保暖，寒温得宜；在工作生活中，要注意劳逸结合，适度锻炼，以力之所及、动中有静为宜。

典型病例

患者刘某，男，58 岁，2017 年 3 月 22 日初诊，主诉“胸闷胸痛间作 5 年余，加重 3 天”。5 年前患者活动后出现胸部闷痛不适，有压榨感，转瞬即过，休息后自行缓解，未予重视，后多在劳累、饱食、活动量增加时胸痛复作，自服“麝香保心丸”可缓解。3天前患者进食油腻后胸中闷痛又作，疼痛较前加重，伴头晕、心悸气短、乏力，饮食尚可，溺偶淋沥，大便每1～2天行一次，形质如常，夜寐安。面色萎黄，舌色偏暗，苔白腻，脉弦滑。心电图检查结果提示：部分导联ST段下移，T波改变。

中医诊断：胸痹（痰瘀互结）；西医诊断：冠心病心绞痛。

处方：炒瓜蒌皮10 g，炒瓜蒌仁10 g，川郁金10 g，枳壳10 g，紫丹参15 g，赤芍10 g，红花10 g，醋延胡索10 g，生黄芪30 g，太子参15 g，麦冬10 g，当归10 g，陈皮10 g，炒车前子10 g。共处方10剂，每日1剂，水煎煮，早晚分服。嘱患者慎劳静养、饮食清淡。

二诊（2017年4月5日）：患者诉心胸闷痛感较前缓解，乏力改善，头晕不甚，气短偶作，小便正常，余症同前。前方去赤芍、红花、当归、陈皮、车前子，生黄芪量减半，加炙五味子5 g，白芍15 g，桂枝10 g，茯苓10 g，甘草5 g。继服10剂，服法同前。

三诊（2017年4月19日）：患者自诉胸痛未作，但近日自汗多，夜间烦热，寐不佳。处方如下：太子参10 g，麦冬10 g，五味子10 g，炒瓜蒌皮10 g，川郁金10 g，炙甘草3 g，白芍10 g，茯苓10 g，煅龙骨、煅牡蛎各30 g（先煎），桃奴10 g，浮小麦20 g，青蒿10 g。处方14剂，服法同前。

四诊（2017年5月3日）：患者诉近半个月来胸闷胸痛未再作，自汗烦热症状改善，睡眠好转，食纳可，二便调，无特殊不适。

嘱患者注重生活调摄，规律作息，劳逸得当，感觉不适则随诊。

［按］患者胸闷胸痛间作5年余，未予特殊治疗，瘀滞心胸日久，又逢肥腻多嗜，伤及脾胃，脾胃受损，运化水湿之力减弱，致痰湿内生，痰瘀互结，阻于心胸，故胸中闷痛急作且程度更甚，舌色偏暗，苔白腻，脉弦滑。患者胸痹长期未愈，伤及心阴，且心气虚弱，鼓动无力，心动失常，故见心悸气短、乏力。痰浊中阻，上蒙神窍，故而头晕；痰浊下注膀胱，故而小便淋沥。本病案辨证总属气阴两虚、痰瘀互结，治拟益气养阴、化痰祛瘀为大法。方中全瓜蒌、川郁金、枳壳同用，行气化痰宽胸并行；丹参与当归配伍，红花与赤芍、延胡索配伍，养血活血、化瘀止痛之功同奏，共助驱逐痰、瘀二邪。因患者胸痹日久，气阴耗伤较甚，故以大剂量黄芪补气升阳，以助通痹，又以太子参、麦冬益气养阴，使气长而阴不伤。同时于补益之中少佐陈皮，醒脾以助健运。而对于痰浊下注膀胱为病，李教授不忘以车前子利尿通淋，解其兼症。

二诊时，患者胸中闷痛缓解，故方中酌减活血化瘀之品，加以桂枝、白芍调和气血，更以茯苓、甘草健脾宁心，心脾同调；然患者仍气短偶作，故黄芪之量减半，改以五味子敛其肺气，以助气运调畅。三诊时，患者胸痛未作，但诉自汗频，夜寐烦热，此乃标实已解，本虚之象明显，故予以更方，主以生脉散益气养阴，以龙骨、牡蛎、桃奴、浮小麦重镇敛汗，同时兼顾健脾、化痰，并佐青蒿清其烦热，标本同求。药毕，胸痛未作，汗减，寐佳，症情改善。